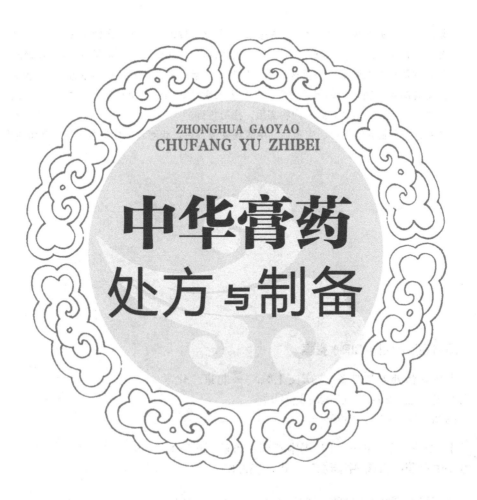

ZHONGHUA GAOYAO
CHUFANG YU ZHIBEI

中华膏药
处方与制备

《中医外治杂志》 组织编写

朱庆文 主编

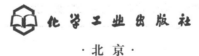

化学工业出版社

·北京·

膏药疗法历史悠久，源远流长，备受历代医家所重视。由于临床使用膏药治疗简便、有效、经济等特点，深受广大群众的欢迎。全书内容分为基础和临床两部分，基础部分总结了常用的各种膏药如黑膏药、白膏药、松香型膏药、新型膏药及软膏的制备方法，并附图介绍了膏药制备的演示图片；临床研究部分总结了大量疗效确切的膏药方，并对其药物组成、制备和使用方法进行了细致介绍，内容实用，指导性强。

本书适用于临床中医师、中药师、中医药院校师生，也可作为中医爱好者的参考用书。

图书在版编目（CIP）数据

中华膏药处方与制备/朱庆文主编. —北京：化学工业出版社，2012.6（2025.6重印）
ISBN 978-7-122-13865-1

Ⅰ.中…　Ⅱ.朱…　Ⅲ.①中草药：膏药-处方-汇编②中草药：膏药-中药加工　Ⅳ.R283.62

中国版本图书馆CIP数据核字（2012）第057565号

责任编辑：陈燕杰　　　　　　　　装帧设计：韩　飞
责任校对：徐贞珍

出版发行：化学工业出版社（北京市东城区青年湖南街13号　邮政编码100011）
印　　装：涿州市般润文化传播有限公司
710mm×1000mm　1/16　印张12　字数230千字　2025年6月北京第1版第17次印刷

购书咨询：010-64518888　　售后服务：010-64518899
网　　址：http://www.cip.com.cn

·本书编写人员·

主　　编　　朱庆文

副 主 编　　张慧芳　李东文

编写人员　　（以姓氏笔画为序）

宁圃亭　朱庆文　杜　红　李　昕

李东文　李晋霞　李海燕　张丽娟

张慧芳　张燕霞　段月娥

前言

膏药疗法是中华民族的传统治疗方法之一，属于中医治疗体系的外治范畴，是祖国医学中丸、散、膏、丹、汤五大剂型之一。膏药疗法历史悠久，源远流长，备受历代医家重视，由于其使用简便、有效、经济等特点，深受广大群众的欢迎。膏药疗法的记载与应用散见于历代医籍之中，尤其是对于黑膏药的制作经验与方法、临床经验记述甚详。历代医家认为膏药疗法可以"通治百病"，因此普遍应用于临床各科，清代外治大家吴师机尤擅膏药，并提出"外治之理，即内治之理"的理论，为膏药疗法的发展奠定了基础。

膏药治疗范围遍及内、外、妇、儿、骨伤、皮肤、五官、肛肠等科，与内治法相比，具有"殊途同归，异曲同工"之妙，对"不肯服药之人，不能服药之症"，更能显示出其治疗之独特。因此古有"良工(高明的医生)不废外治"之说。

近年来，随着现代科技的发展，新型高分子材料不断出现，结合最新科技成果的新型膏药也不断涌现，中药巴布剂便是其中的典型代表，在很多医疗单位膏药疗法得到了广泛应用。

本书编者首先介绍了膏药制备的步骤和真人操作演示图片，并在介绍膏药基本知识的基础上，收录了大量临床效果确切的膏药方，每个品种都详细介绍了膏药组方、制法和用法，写作过程中依据"不求其全，但求实用"的原则，希望本书能为读者起到抛砖引玉的作用，使广大中医工作者能掌握一定的膏药理论和方法，在常规治疗之外又增一技，相信能开阔临床治疗的思路。

本书是在《中医外治杂志》编辑部八年来十余期全国膏药培训班大量实践操作经验基础上完成的，希望以此为契机，推动传统中医膏药疗法的推广。希望本书成为广大基层临床工作者、中医爱好者的益友。

由于作者水平有限，本书内容不足之处在所难免，欢迎读者批评指正。

编　者
2012年1月

目录

目录

目录

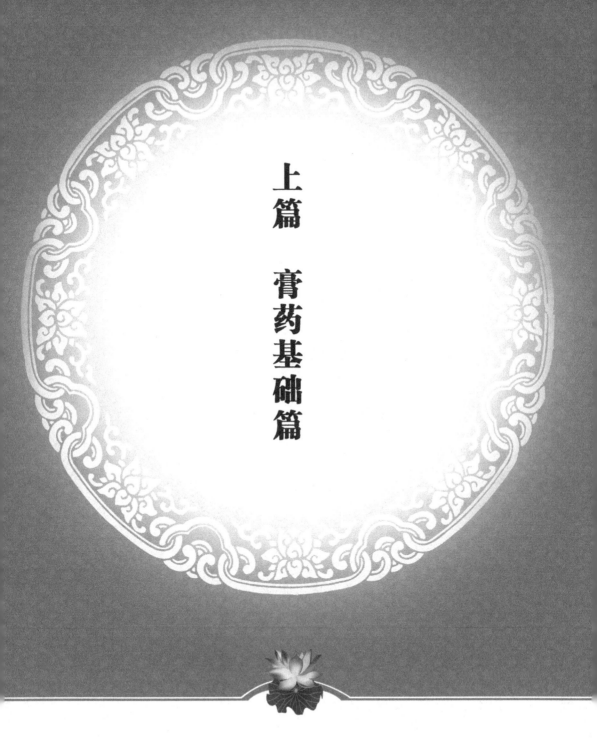

上篇　膏药基础篇

第一章　膏药疗法概论

　　膏药是祖国医学中的一个重要组成部分，是中药五大剂型——丸、散、膏、丹、汤之一，其历史悠久，形成了中医外治独有的特色和成就。膏药品种主要分为软膏和硬膏，敷贴膏药不仅能治疗某些外科疾患，对于某些内科疾患也有着较好疗效，同时它具有配制方便、易于携带、使用方便及安全可靠等优点。所以，从古至今受到广大群众的重视，得到了广泛应用，同时也是临床医学工作者常用的一种治疗手段。

　　膏药的起源较早，在我国最早的医学文献——战国秦汉时期的《黄帝内经》、《神农本草经》、《难经》等古典医学著作中，就有关于膏药的制备和治疗应用方面的记载。如《黄帝内经·灵枢》中，对痈疽有这样的描述："发于腋下，赤坚者曰米疽"，并提出这样的治法："……疏砭之，涂以豕膏"，其被后世誉为膏药之始，开创了现代膏药之先河。在《经筋篇》里还写有："治之以马膏膏其急者，以白酒和桂以涂其缓者"。可见在远古时代，人们已经采用油脂、白酒和桂涂于皮肤来治疗疾病。

　　汉代到南北朝时期膏药疗法发展迅速，软膏得到广泛使用，并出现了制作技术复杂的黑膏药。汉代神医华佗以"神膏"用于腹部手术后，《后汉书》记载："若疾发结于内，针药所不能及，乃令以酒服麻沸散，既醉无所觉，因刳破腹背，抽割积聚。若在肠胃，则断截湔洗，除去疾秽。既而缝合，敷以神膏，四五日创愈，一月之间皆平复"。这里，华佗所用的"神膏"不是单纯的脂，而且这种膏的形式也不仅用于外科。华佗曾说："夫伤寒，始得一日，破，曾当膏摩火灸之，即愈。"东汉张仲景《伤寒杂病论》中记载："四肢才觉重滞，即导引吐纳针灸，膏摩勿令九窍闭塞"。可知在汉代，膏药已经得到进一步使用了。到了魏、晋、南北朝时期，膏药得到了更广泛的使用，我国现存的第一部中医外科专著《刘涓子鬼遗方》中记载了大量的膏药处方及其制法和用法。如羊髓膏方载"羊髓二两，大黄二两，甘草一两，胡粉二分"，以猪脂二升半，并胡粉微火煎三上下，绞去渣，候冷，敷疮上，日上四五次。这种用猪脂煎制的膏剂，占绝大多数。也有用蛋清调制的，如白蔹薄方："白蔹、大黄、黄芩各等分，右三味捣筛和鸡子白涂布上，薄痈上……"。用以治疗痈疮。东晋葛洪《肘后备急方》中，记载用软膏剂敷贴治疗金疮并收录了大量外用膏药，西晋的《崔化方》中有乌膏的记载，其制法为："先空煎油三分减一，停待冷，次内黄丹，更上火缓煎，又三分减一，又停待冷，次下薰陆香一钱，不冷即恐溢沸出，煎候香消尽，次下松脂及蜡，看膏稍稠，即以点铁物上试之，斟酌硬软适中，乃罢"，按它的制法看来，这是黑膏药无疑。可见，猪脂膏这一类软膏，在南北朝时已得到广泛的应用和发展。在猪脂膏广泛应用中，制作技术较复杂的黑膏药也出现了。黑膏药的出现与黄丹有着密切的关系，远在《神农本草经》上已有黄丹的记载，称之为铅丹。黄丹内服早已应用。魏晋时代炼丹之术非常盛行，葛洪所著的《抱朴子内篇》里记载了不少有关铅丹制剂及油膏剂的方法。黄丹的应用虽然很久，但是制成黑膏药是从这个时期开始。

　　唐宋时期，膏药疗法进入全面发展的兴盛时期。唐初孙思邈的《千金翼方》和王焘的《外台秘要》收集了许多猪脂膏方和其他软膏方。由这些著作可见软膏在治疗痈疮、疔疮、蜂窝毒、金创、烫伤等方面已被采用，在外治膏方中占有主要地位，但关于黑膏药的记载还是较少的。《外台秘要》上记有乌膏方，《千金翼方》上记载着乌麻膏方，内有乌麻油、黄丹、醋，其制法为"内油铜器中，微火煎之，至明旦看油减一分，下黄丹，消尽，下蜡令沫消，膏成"。说明唐初黑膏药已经应用，但用的很少。宋代李迅的《集验背疽方》中，有关于膏药的记载。《太平圣惠方》中关于膏药的记载也很多，软膏、硬膏的方剂都有，尤其黑膏药的记载最多，如"雄黄膏"、"通神膏"、"抵圣膏"、"大垂云膏"、"麝香膏"等，并记载有详细的制作方法，如"通神膏"有雄黄、黄丹、蜡、腻粉、没药末、桂心、白芷、麻油等，将药细锉，先取油倾于锅中，以微火煎熟，下锉药煎，候白芷黑黄色，以绵滤过，试锅令净，下蜡于锅内，煎熔，都入药汁于锅中，次下黄丹，再下诸药末，不住手搅，稀稠得当，滴在水中，药不散即膏成。以瓷盒盛，密封闭，悬于井底一宿，拔出火毒，用时摊在故帛上贴，日二换之，以痊为度。其余许多黑膏药的制法，与此大同小异。这些膏药每种方内，药味少则七、八味，多则二十、三十味，要比隋唐时代的硬膏药味多得多，制法也比那时完善得多，从"滴在水中药不散"、"滴于水中如珠"，以判断膏是否制成，以及"悬于井底一宿出火毒"等操作来看，技术已日趋完善。由此看来，黑膏药已由不完全发展到比较完全，由使用少发展到大量使用。与此同时，软膏还是被广泛地应用，不过已从主导地位下降到和黑膏药同等地位。宋代的《和剂局方》、《外科经验全书》等书中也记载有膏药处方，如"云母膏"、"万金膏"、"神仙太乙膏"、"唆头膏"、"太乙膏"等。

　　明清时期，膏药疗法得到推广普及。明代陈实功的《外科正宗》载有"加味

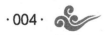

太乙膏"、"乾坤一气膏"、"琥珀膏"、"阿魏化痞膏"等多种膏药的制法和用途。李时珍的《本草纲目》中也载有膏药的方剂和制法,如卷12下草部丹参一药中治妇人乳痈:丹参、白芷、芍药各二两……以醋淹一夜,猪脂半斤微火煎成膏,去滓敷之;卷13草部细辛一药中治头白秃方:獐耳、细辛为末,槿木煎油调搽。汪机的《外科理例》瘰疬篇中记有:"……如不消,即以琥珀膏贴之。"肺痈肺痿篇中有:"肺痈已破,如风者不治,或用太乙膏"。可见当时已能用大膏药治疗由肺脓疡造成的脓气胸症。到了清朝,膏药已经成为普遍的民间用药之一。在《医宗金鉴》中记载了许多的膏药方剂,有一部分还在流传。如王洪绪的《外科全生集》记有:"阳和解凝膏"、"洞天鲜草膏"等,特别是出现了膏药的专门书籍,如吴尚先的《理瀹骈文》,是一部以中医学理法方药为理论依据,而以外治法为主要内容的较完善的膏药专著。书中强调:"外治之理,即内治之理,外治之药,亦即内治之药。所异者,法耳"。吴氏善用外治法,尤其擅长用膏药治病,他认为"膏可统治百病",经过临床实践,进一步发展了膏药的治疗范围。吴氏关于"明如镜,黑如漆","黑之功在于搅,亮之功在于扇","膏以师药,药以助膏"是对黑膏药作用机制、制备关键、质量控制的精彩描述。吴氏膏药论中提出了著名的"一是拔,一是截"理论,拔之则病自出,截之则邪自断,此科学论断对后人研制和应用膏药起了借鉴作用。他在二十年间,"月阅症四五千人,岁约五六万人,出膏大小约十万余张"。总之,他把膏药系统化起来,对膏药的发展起着承先启后的作用,使中医外治法得到进一步的丰富和发展,是一部理论与实践相结合的实用著作,是中医外治法的总结和发展。

鸦片战争以后至民国时期,由于膏药疗法深厚的历史底蕴、方便效捷的特点,仍然得到传承和发展。

近年来,随着中医外科学的不断完善,膏药疗法在理论研究、临床实践、学术专著及学术活动等方面都取得了很大发展,同时也面临着巨大的挑战。各种膏药制剂因为疗效突出、使用方便、价格低廉等因素,深受人民大众喜爱。传统黑膏药等因为制备工艺复杂、有效成分含量不稳定、含铅化合物等问题,其发展受到一定限制。随着科技的发展,高分子材料在制剂学领域的广泛应用,膏药新剂型不断涌现,运用现代经皮给药技术研究创新中药膏药老剂型将具有广阔的发展前景。

第二章 膏药的作用机制

膏药一般包括膏与药两部分，膏的部分比较简单，成分也比较固定，药的部分比较复杂，膏中用药，原无专书，方随症列，因症而异。膏药之所以能够治疗多种疾病，因其具有一定的物质基础和理论基础。下面将从传统中医药理论和现代研究机理两个方面进行阐释。

一、传统中医药理论

1. 膏药的处方组成来源于一般中药处方，与西药中许多外用药，注射剂、口服药有同一作用，同样可以合剂、分用。

2. 在一般方药的基础上，取长补短，加以变化，去其平淡平和者，益以气味俱厚生香引导之味，以得药力。

3. 用药数多面广，形成大的复方以适应慢性、顽固性、复杂的病理变化。

4. 利用丹、油熬膏作赋形剂以防腐、防燥、保护疮面、保持药效持久，促使药物易于渗透肌肤。

5. 按经络、腧穴及身体特殊部位薄贴，发挥疗效，促进治疗作用。

据此可知，膏药的治疗作用是以中医经络学说为基础的。清代名医徐大椿曾有过这样一段论述："今所用之膏药，古人谓之薄贴，其用大端有二：一以治表，一以治里。治表者，如呼脓去腐，止痛生肌，并摭风护肉之类，其膏宜轻薄而日换，此理人所易知；如里者，或驱风寒，或和气血，或消痰痞，或壮筋骨，其方甚多，药亦随病加减，其膏宜厚而久贴，此理人所难知，何也？"他又解释说："用膏贴之，闭塞其气，使药性从毛孔而入其腠理，通络贯络，或提而出之，或攻而散之，较之服药尤有力，此至妙之法也。"这一段论述相当明确地阐明了皮肤吸收的机理，并已被现代科学实验所证实。

二、现代研究

（一）皮肤的构造与功能

皮肤是人体最大的器官，成人皮肤表面积约为 $1.7m^2$。皮肤由表皮和真皮组成，借皮下组织与深部的组织相连。表皮中除角质层外，由外向内依次为透明层、颗粒层、棘层及基层，合称为活性表皮。角质层细胞中充满了由胶原蛋白合成的纤维蛋白。角质细胞间类脂与角质细胞一起形成一道类似"砖墙结构"的致密组织，这种独特而又精致的结构，使得角质层变得非常坚韧，即使是水分子也不易渗入，微生物及化学物质更不容易透过角质层侵入机体。角质层是防止水分蒸发及抵御外部物质入侵的第一道屏障，在评价药物吸收因素时，它是一个重要部分。

真皮主要是结缔组织，其中75%为胶原蛋白，厚度约为 $1\sim2mm$。内有毛细血管、淋巴管、毛囊及皮脂腺等。皮下组织，也称皮下脂肪组织，它与真皮的结缔组织紧密相连。皮下组织较厚，一般为几毫米，其中有较大的血管、淋巴管、神经通过。该部分的血液、淋巴液可将药物运走，故通过表皮的药物在真皮中会被很快吸收。

皮肤组织中有丰富的血管系统，主要由大量的毛细血管组成。正常情况下，皮肤中的血量占全身总血量的8.5%，血流量高达 $50mL$（$min\cdot g$），能够高效地清除从外界扩散进入皮肤的药物分子，保证药物经皮吸收时，真皮中药物浓度很低，形成吸收漏槽。淋巴系统一直延伸至表皮与真皮的结合处，它对调节组织间质压力、促进免疫应答起重要作用。有研究表明，淋巴系统对大分子药物经皮吸收的清除有重要影响。

从化学角度看，皮肤上的水合蛋白质是凝胶状结构。在表面水合程度最差，仅占 $10\%\sim25\%$，越往深层水合程度越大，表皮内部达70%。皮肤表面又称为"酸罩"，这是由于汗腺等分泌的乳酸、重碳酸及脂质混杂在一起造成的，故表面的pH值为 $4.2\sim5.6$，略偏酸性，越往内部越接近pH值 $7.1\sim7.3$，与体液的pH值相近似。

（二）药物透皮吸收的过程

药物的透皮吸收过程主要包括释放、穿透及吸收进入血液循环三个阶段。释放系指药物从基质中脱离出来并扩散到皮肤或黏膜表面。穿透系指药物通过表皮进入真皮、皮下组织，对局部组织起作用。吸收系指药物透入皮肤后或与黏膜接触后在组织内通过血管或淋巴管进入体循环而产生全身作用。

（三）药物透皮吸收的途径

药物渗透通过皮肤吸收进入体循环的途径主要有两条，即表皮途径和附属器途径。表皮途径是指药物透过表皮角质层进入活性表皮，扩散至真皮，被毛细血管吸收进入体循环的途径，它是药物经皮吸收的主要途径。表皮途径又可分为跨细胞途径和细胞间途径，前者药物穿过角质层细胞到达活性表皮，后者药物通过跨细胞途径时需经多次亲水/亲脂环境的分配过程，所以跨细胞途径在表皮途径中只占极小的一部分。药物分子主要通过细胞间途径进入活性表皮，继而被吸收进入体循环。药物通过皮肤的另一条途径是通过皮肤附属器吸收，即通过毛囊、皮脂腺和汗腺吸收。药物通过皮肤附属器的穿透速度要比表皮途径快，但皮肤附属器在皮肤表面所占的面积只有0.1%左右，因此不是药物经皮吸收的主要途径。当药物开始渗透时，药物首先通过皮肤附属器途径被吸收，当药物通过表皮途径到达血液循环后，药物经皮渗透达稳态，则附属器途径的作用可被忽略。但对于一些离子型药物及水溶性的大分子，由于难以通过富含类脂的角质层，表皮途径的渗透速率很低，因此附属器途径是重要的。

药物应用到皮肤上后，从制剂中释放到皮肤表面。皮肤表面溶解的药物分配进入角质层，扩散穿过角质层到达活性表皮的界面，药物从角质层分配进入水性的活性表皮，继续扩散通过活性表皮到达真皮，被毛细血管吸收进入体循环。在整个渗透过程中，富含类脂的角质层起主要屏障作用。当皮肤破损时，药物很容易通过活性表皮被吸收。当角质层缺损时，大部分小分子的水溶性非电解质扩散进入体循环的速度可增大上千倍。

（四）影响药物经皮吸收的因素

1.药物的理化性质

药物的理化性质对其经皮吸收的影响是复杂的，包括药物分子大小和形状、熔点、溶解度与分配系数、分子形式、经皮渗透速率。药物分子体积小时对扩散系数的影响不大，而分子量与分子体积有线性关系，所以当分子量大时，显示出对扩散系数的负效应较明显。有研究表明，线性分子通过角质细胞间类脂双分子层结构的能力明显强于非线性分子。低熔点的药物容易透过皮肤。药物穿过皮肤的渗透系数与油水分配系数呈抛物线关系，即渗透系数开始随油水分配系数的增大而增大，但油水分配系数大到一定程度渗透系数反而下降。很多药物是有机弱酸或有机弱碱，它们以分子型存在时有较大的透皮性能，而离子型药物难以透过皮肤。当溶液中同时存在分子型与离子型两种形式的药物时，这两种形式的药物以不同的速度通过皮肤，总的透皮速率与它们各自的经皮渗透系数及浓度有关。初步确定经皮给药的药物后，可以利用该药的理化常数预测其经皮渗透系数，估计经皮给药的可行性。药物的油水分配系数、溶解度、分子量、摩尔体积等理化性质参数与药物的经皮渗透性能有一定的相关性。理想的经皮吸收药物应符合以下特征：①注射给药剂量小于20mg/天；②半衰期短，现有的剂型需频繁给药才能满足治疗要求；③无皮肤毒性（刺激性和过敏性）；④药物相对分子质量小于500；⑤药物的油水分配系数对数值在1～4之间；⑥在液状石蜡和水中的溶解度都大于1mg/mL。

2.皮肤的生理病理条件

皮肤的渗透性是影响药物经皮吸收的主要因素之一，皮肤的渗透性存在着个体差异，年龄、性别、用药部位及皮肤的状态都可能引起皮肤渗透性的差异。①年龄和性别差异。年龄不同引起皮肤生理条件不同。新生儿皮肤很薄，真皮结缔组织的纤维较细并较稀疏，毛细血管网丰富。随着年龄增长，表皮细胞层数增多，角质层变厚，真皮的纤维增多，由细弱变为致密。现在的研究多认为成熟新生儿的皮肤通透性与成人相当，但是早产儿的皮肤通透性比足月儿或成人大近10倍。②部位差异。身体的不同部位皮肤存在渗透性差异，这种差异主要是由于角质层细胞层数、真皮厚度、皮肤附属器密度不同引起，还有可能与皮肤的生化成分（如角质层中蛋白与类脂组成比例）的部位差异有关。一般渗透性的大小为：阴囊＞耳后＞腋窝区＞头皮＞手臂＞腿部＞胸部。③物种差异。各种动物之间和动物与人之间皮肤的解剖差异很大，不同动物的角质层厚度、单位面积汗腺数量与毛孔数量等都不一样，另外皮肤的血流灌注情况也不一样。不同种族人皮肤的渗透性可能有差异。有研究发现白色人种皮肤对刺激物的反应较黑色人种强，即白色人种的皮肤的渗透性大。④病理因素。由于机械、物理、化学、创伤等损伤，破坏了皮肤结构，不同程度地损伤了角质层的屏障作用，致使吸收的途径敞开，药物的透皮率明显增加。烫伤的皮肤角质层被破坏，药物也很容易被吸收。角质层的屏障作用在皮肤病变时发生破坏，如牛皮癣与湿疹使皮肤的渗透性增加，湿疹皮肤上药物的渗透性可能为正常皮肤的8～10倍。皮肤有明显炎症时，皮肤血流加快，经表皮到真皮的药物很快被移去，使表皮与深层组织间的药物浓度差加大，促使药物更易透入。皮肤疾病还可引起皮肤内酶的活性改变，如牛皮癣患者病变皮肤中芳香羟化酶的活性比正常皮肤低得多，寻常痤疮皮肤中睾丸素的分解比正常人高2～20倍。⑤其他因素。如角质层水合程度及皮肤温度等，也在一定程度上影响药物的经皮渗透。皮肤的角质细胞跟水分结合后使细胞体积膨大，角质层肿胀疏松，皮肤的渗透性变大。药物在角质层中的扩散属于被动扩散，温度的改变能明显影响药物的渗透系数。人体表温度不稳定，各部位之间的差异也较大，且受到皮肤内血流和外界气温的影响。据测试，皮肤的温度上升10℃，药物的经皮渗透速率提高1.4～3.0倍，吸收时滞也明显减小。通透性的提高有三方面的原因：其一是温度升高，皮肤内的血管舒张，血液流量增加，经表皮扩散进入真皮的药物很快被血流带走，皮肤表层和深层之间的药物浓度差变大，药物的透皮速率提高；其二是药物在皮肤中转运的活化能下降而溶解度增加；其三是温度的升高，使得脂质通道的流动性提高，脂溶性药物的经皮渗透系数可大大提高。因此，若在皮肤表面加上一个合适的温度场，即可有效地改善皮肤的通透性。

3.给药系统的影响

（1）剂型的影响　给药系统的剂型能影响药物的释放性能，进而影响药物的

透皮速率。药物释放越快，越有利于药物的透皮。一般凝胶剂、乳剂型软膏中药物释放较快，骨架型经皮贴剂中药物释放较慢。

（2）给药系统组成的影响　①储库基质的影响。经皮给药系统常用一些高分子材料作为基质，高分子材料的聚合度和用量都会影响基质的结构和黏性，高分子材料的聚合度高或量大，则药物的扩散系数小，影响药物的释放。②pH值的影响。经皮吸收过程药物溶解在皮肤表面的液体中，可能发生解离。皮肤表面和给药系统内的pH值能影响有机酸类和有机碱类药物的解离程度，因为离子型药物的渗透系数小，从而影响药物的经皮吸收。

（3）中药复方成分的影响　中药的经皮吸收有其自身的特点，药材所含某一成分透皮吸收量不仅受配伍药味的影响，而且药材本身所含成分对其透皮吸收亦有影响，中药中有效成分单体和单味中药的透皮情况往往不能完全反映复方的透皮吸收情况。

第三章 膏药的制备

第一节 黑膏药

　　传统黑膏药系以食用植物油炸取药料，去渣后在高热下与铅丹反应制成膏料，摊涂于裱褙材料上制成的外用铅硬膏。黑膏药一般是黑褐色的固体，油润细腻，老嫩适度，能于加温后粘贴于皮肤上且不易移动。

一、准备工作

　　1.器具准备

　　①炉灶（便携式液化气灶）1个。

　　②铁锅2个，1个用于煎药油，另1个用于熬膏药。

　　③搅拌棍1根，多用槐树枝，一般要60～90cm长。

　　④称量工具。

　　⑤450℃温度计1支。

　　⑥小铁勺1个、筷子1根。

　　⑦过滤器1具，消毒纱布数块。

　　⑧盛药油的细瓷盆1个，浸膏药用的水缸1口。

　　⑨磨碎机1台，或碾子、药碾槽1具，大鬃刷1个。

　　⑩膏药被子（有皮革被子、布纸被子、纸被子等）。

　　2.药品准备

　　（1）植物油　香油、桐油。香油最好，也可用胡麻油、菜子油等（图1）。

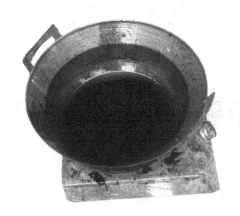

图1　准备植物油

（2）铅丹　又名红丹、广丹、黄丹、朱粉、丹粉、陶丹、章丹，系用铅、硫黄、硝石合炼而成。其化学成分主要是Pb_3O_4，纯度要求在95%以上，以红色的为最好。本品如含水分时易聚成颗粒，下丹时易沉于锅底，不易与油充分反应，因此在使用前应在铁锅中炒干，并过筛成细粉后再加入油中。

（3）处方所需中药材　药料可分为一般药料与细药两类。一般药料按处方的制备量称取好，并进行适当的粉碎，为熬枯去渣做好准备。细料药，如麝香等可研成细粉备用，摊涂时撒布于膏药表面。水溶性或易挥发的药料如冰片、樟脑、乳香、没药等可先研成细粉备用，在摊涂膏药之前投入熔化的膏药中混匀。

二、膏药的制备

（一）炸料提取

取香油置锅中，文火加热，油温达40～80℃左右时，把中药粗料投入锅内炸料（有的地区，将药料在油内浸泡一定时间，夏季较短，冬季较长）。药料入锅的顺序依药料性质的不同而分为先炸与后下（图2、图3）。①先炸　坚硬的、肉质的及鲜药宜先炸。②后下　质地疏松的花、草、叶、皮等宜在其他药料炸至枯黄后再入锅。炸料的温度宜文火，并应不断翻搅，直至药料炸至表面深褐色，内部焦黄色，未炭化为度。此时的温度可达200～250℃，炸好时可用铁丝或铜丝筛捞去药渣，去渣后的油液称为药油，去渣参见图4、图5。

（二）炼油

取上述药油，继续熬炼，待油的温度上升到320～330℃。把熬好的药油离火，稍凉后细细倒入盆中令其沉淀，用纱布过滤，以保证膏药质量柔细，再把滤油复入锅内用文火煎熬。这一操作是熬制膏药的一个关键，因为熬油适中与否决定了膏药质量，如油熬不到火候则膏药质松软，贴于皮肤时容易脱落，而油熬过火候则膏药质硬，不便于贴敷。判断炼油是否熬成，可根据以下三个方面判断。

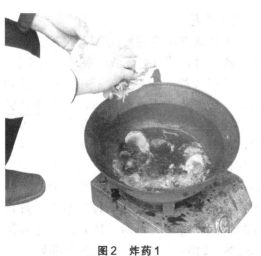

图2　炸药1

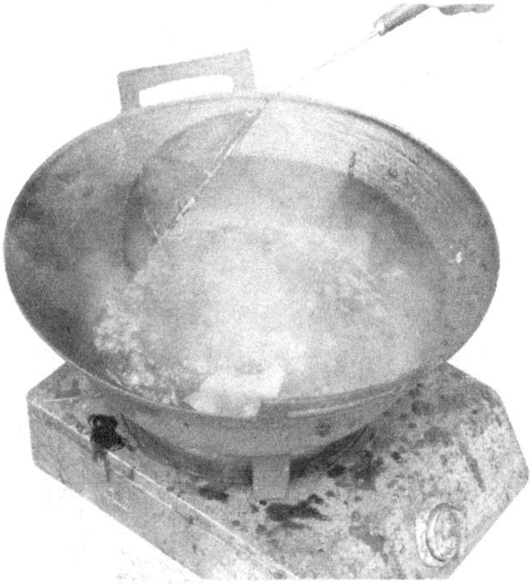

图3　炸药2

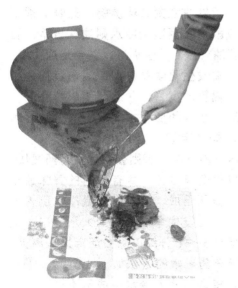

图4　去渣1

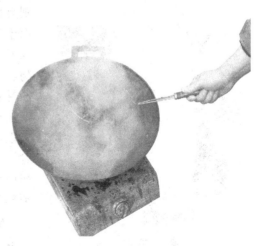

图5　去渣2

（1）看油烟。油熬至沸，冒青色烟，但烟很淡，当青烟由淡变浓并发灰白色时再熬，则烟又渐渐由青烟变白色并带有清香药味，此时表示油快要炼成，这个时间很短，约1～2分钟，所以必须细心操作，并不断搅动，以免油在高温时燃烧，如有着火时，应立即将铁锅盖盖上将火压灭。

（2）看油花。一般情况下沸腾开始时，油花多在锅壁周边附近，以油花向锅中央集聚时为度。

（3）看滴水成珠。取少量药油滴于水中，以油滴散开后又集聚成珠不散，色黑亮为准，滴水成珠操作参见图6。

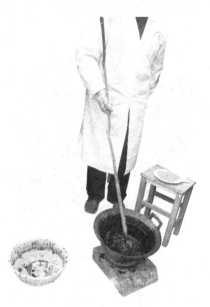

图6　滴水成珠

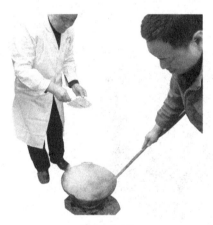

图7　下丹

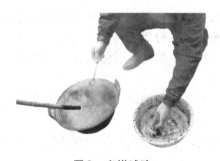

图8　老嫩试验

（三）下丹

下丹是指在炼成的油中加入红丹反应生成脂肪酸铅盐，其可促进油脂最终成为膏状。下丹前应将丹炒干除去水分，并过80～100目筛。下丹时将丹置在细筛内，一人持筛缓缓弹动使丹均匀撒在油中，一人用木棍迅速搅拌，使丹充分与药油作用，勿使丹浮油面或结粒沉于锅底。下丹时间一般约为5～10分钟。用丹的标准因膏药、种类不同、季节不同而不同，但一般是夏季每斤油用铅丹八两（240克），冬季用六两（180克），春秋两季以七两（210克）为宜。下丹操作参见图7。

下丹后，丹与药油在高温下迅速发生化学反应，所以油立刻起沫沸腾。此时必须不断搅动或酌情喷洒适量冷水则油沫自落。否则会使药油外溢，发生火患，甚至造成灾害。由于丹与油发生化学变化，使油由黄褐色稀浆变成黑褐色的稠膏，并逐渐变成黑亮的膏药。在这一系列的变化中，放出大量具有刺激性的浓烟（青烟），此时应加速搅动，让烟与热尽可能飞散，否则会燃烧使膏药变质。当烟由青色变成白色，并有膏药的香味放出时，表示膏药已成，这时以少量冷水倒入膏药中激之，会发生爆响声，烟大量冒出，更须加强搅动3～5分钟以除去烟毒然后离火。

检查膏药老嫩的方法如下（图8）：①滴水成珠。将膏油滴入冷水中成珠不散、膏色黑亮，即表示膏药火候适中；灰色表示未成，需再熬。②将膏油滴入冷水中，待稍冷拿出用手扯之成细丝、有韧性表示已成；如软且粘手，拉丝柔软无力则太嫩，应再熬；如扯之丝粗细不匀或脆断者表示已过火，需酌情加入嫩油再熬再试。③滴入冷水中，冷后粘手发软拉不成丝者表示太嫩；如像豆腐渣似的则系过老，适中的火候为捏之不粘而有力，色黑润和而有光泽。

（四）去火毒

油丹炼合而成的膏药若直接应用，会对皮肤产生局部刺激性，引起红斑、瘙痒，发泡等。火毒是油和铅丹在反应过程中，部分生成具有毒性或强烈刺激性作用的铅化合物，这种化合物可溶于水，利用浸泡可将之除去。如不把这些混于膏药内的毒物除去，直接应用会对皮肤局部产生刺激，轻者会出现红斑、瘙痒，重者会发泡，甚至形成溃疡。离火降温参见图9。膏药熬成后，慢慢地以细流倒入预先备好的盛有大量冷水的缸中（倾倒时将水朝一个方向搅转使膏药倾入后聚集成整团），同时用木棍搅拌，使膏药在水中成带状，等膏药冷却凝结时，制成500～1500克的团块，浸泡3～7天（也有浸泡3～6小时者），并每日换新水数次，以除去火毒（图10）。

（五）摊涂

将已拔除火毒的膏药块放在锅内用蒸汽加热或在热水浴上加热使其熔化（图11），并搅拌均匀，温度保持在70～90℃之间。待膏药全熔化后，再掺入细料，搅拌均匀后，即可进行摊涂，按规定量涂于裱褙材料上。另外，也有在膏成后搅至无烟趁温加入细料者，其原则是具有挥发性的香窜药料先入，无挥发性的香窜药料后入，并且迅速搅拌，力求均匀和加速散热。以免温度太高使某些香料和易挥发性药物损耗，影响膏药的成分和治疗效果。

把温度保持在70～90℃的膏药，用摊膏药的棍（竹筷）挑起，大型的将膏药被子放在案上，左手转动膏药被子，右手持蘸有膏药的棍，先固定于膏药被子中央，然后放手轻轻压紧，使膏药很均匀地摊开。小型的可用左手持膏药膏药被子并捻动，右手摊涂，最后称准质量即可折合。膏药摊涂用的裱褙材料常为皮革、布或多层韧皮纸，摊膏参见图12。

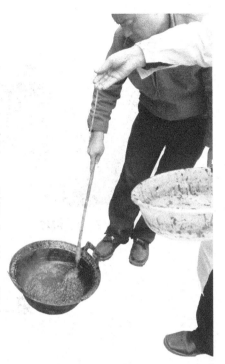

图9　离火降温

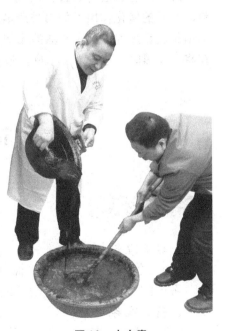

图10　去火毒

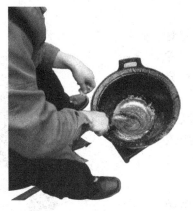
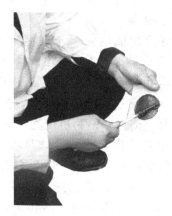

图11 熔药　　　　　　　　　　　图12 摊膏

第二节　白膏药

　　白膏药系以食用植物与宫粉（化学组成为碱式碳酸铅）为基质，油炸药料，去渣后与宫粉反应而成的另一种铅硬膏。

　　白膏药的制法与黑膏药略同，但下丹时需将油冷至100℃左右，缓缓递加宫粉，宫粉的氧化作用不如铅丹剧烈，有少部分过量的宫粉未能皂化或分解。宫粉的用量较铅丹为多，它与油的比例为1∶1或1.5∶1。加入宫粉后须搅拌，视其在将要变黑时迅速投入冷水中，成品为黄白色，制成小纸型膏药即得。

第三节　松香型膏药

■ 一、准备工作

　　1.器具准备

　　火炉1个、铁锅1个、搅拌棍1根（桑枝、槐枝约1.2～1.5m）、100mL量杯1个、漏斗1个、容器2个、小勺子或筷子各1个、膏药被、膏药薄膜、大水盆1个。

　　2.药品准备

　　松香、香油、95%乙醇、中药细料（中药细料烘干粉过120目筛）、中药粗料

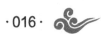

（切片段或适当粉碎后）备用。

二、松香膏的制备

（一）松香膏药基质的制作

按处方量称取香油，置锅内用文火加热，当出现青色浓烟后油温达40～80℃左右时，将松香、黄蜡碎块一同放入锅内熔化，熔化后成为松膏油。随着油温增高，锅内开始出现黑色浓烟，这时要不停搅动，以防着火。当黑浓烟逐渐变为白色浓烟时，标志着膏油即将熬成。这时要做以下三项试验。

（1）滴水成珠试验　将膏油滴入水中成珠不散，膏色发青，即表示火候适中，发暗表示未成需再熬。

（2）老嫩试验　取少量松香油倒入水中，稍冷拿出，揉为团状，扯之成细丝并有韧性，提之不黏而有力，色金黄而有光泽，表示火候适中。如软而粘手或拉丝柔软无力，说明较嫩。如扯丝粗细不匀或脆断者，表示过老。

（3）贴药试验　取少量的松香膏油涂在牛皮纸上，再贴到皮肤上，稍等片刻用力撕下，撕过后所贴部位不遗留油迹，说明松香膏老嫩适宜；若所贴部位还遗留部分松香膏，并在撕的过程中带有丝，说明松香膏太嫩；如松香膏贴皮肤上吸附不紧，容易脱落，说明松香膏太老。

如果试验膏药过嫩时，需再熬再试。必要时加入适量松香。如果试验膏药过老时，需加原量1/10油再试。直到老嫩适宜。

松香膏做好后必须去火毒，先把炼好的膏油慢慢地以细流倒入预先盛有大量冷水的盆中。用棍搅动使松香膏冷却后凝结，然后在水中拔伸，呈金黄色的条状，每条约500克，浸泡3～7天或更长时间，每天更换新水数次以除去火毒。

松香基质的配伍比例如下。

最佳配方：香油100克+松香500克

常用配方：香油1份+松香7份或8份

参考配方：香油1份+松香5～12份

（二）乙醇提取粗料药的有效成分

按处方用量称取中药粗料置3～10倍的乙醇中浸泡7～15天。浸泡期间每天要搅动数次。浸泡结束后，用纱布过滤乙醇提取液，并装容器内备用。药渣保留。

中药粗料与95%乙醇的比例为1：（3～10）；常用乙醇量为1000～2000mL。

（三）水提取药渣的有效成分

把乙醇提取过的药渣放入锅内，加水3～5倍，然后用武火煎熬，沸腾后改用文火煎 1 小时过滤。药渣加水复煎一次。将两次煎汁混合后用文火浓缩，浓缩液为粗料药的半量至等量，浓缩液装容器备用。

药渣和水的比例为 1 :（3 ~ 5）；浓缩液的总量为粗料药质量的半量至等量；常取浓缩液的总量为 2000mL。

（四）乙醇提取浓缩的有效成分

把浓缩液倾入乙醇提取液中，静置后乙醇提取液中便产生絮状沉淀物，这种物质是浓缩中的杂质和乙醇反应生成的脱水碳化物。它将影响膏药纯度和疗效，必须用纱布过滤后弃去，过滤的清液为乙醇提取液。

将乙醇提取液倒入锅内，用文火加热浓缩（预防此过程中因乙醇蒸发产生的火灾隐患），乙醇提取液浓缩量为药渣浓缩液的 1.5 ~ 2 倍，浓缩液为乙醇浓缩液。常用浓缩量为 300mL 左右。

（五）摊贴

摊膏前，把去火毒的松香膏药基质置于锅内微火加热熔化，去尽水汽。待膏温达到 100℃ 左右时，将乙醇浓缩液喷洒入锅内，边喷洒边搅动，待乙醇浓缩液喷洒完，锅内无气体挥发即停火，待温度降至 70℃ 时，将细药加入搅匀，膏温 40℃ 左右时，再加入香窜类药及珍贵细料搅匀成膏。

摊膏时将火炉关闭，膏药置火炉上，利用火炉放出的少量热量来维持膏药在锅内的软化点，使膏药处于软化状态，利用小勺或竹筷挑起一定量的膏药，摊贴到膏药被子上，制成所需不同规则的膏药，一边摊贴一边将塑料薄膜覆盖在膏药面上，保证膏药面平整不粘连，膏药不变质。摊毕后，装入塑料袋密封，用盒包装置于阴凉干燥处。

三、松香膏药制作过程的注意事项

① 膏药老嫩适宜是制取松香膏药的重要一环，松香膏药熬得过老，膏药无黏性，贴不住无效果；膏药熬得太嫩，黏性大，不能固定所贴部位，容易移动，而且难以揭下，容易污染衣服。

② 膏药的老与嫩，与季节和地区有很大关系，冬天用的膏药老嫩适宜，到了夏天就显得太嫩，夏天用的膏药老嫩适宜，到了冬天就显得太老。所以，在制取松香膏药时，须根据季节、地区和用量大小来决定。

③ 乙醇提取液尽量不含淀粉、蛋白质、糖、粗纤维等杂质，以免在制取松香膏药过程中，淀粉、蛋白质等杂质接触锅底在高温下脱水炭化，形成许多大小不等的颗粒炭，影响膏药的纯度，以致不能使用。

④ 松香膏药的导热性质，在摊贴膏药时，锅内的膏药须不停地搅动使整个膏药在锅内受热均匀，避免在锅底的膏药吸热过多而药效受损失。

⑤ 向锅内喷洒的药物浓缩液浓度宜大，因为浓度越大，越能缩短松香膏药的

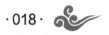

加工时间，避免松香膏药的加温时间长产生氧化反应，而降低黏性。

⑥ 选择硬度大一点的膏药为皮，以不透气者为佳。膏药皮质软，在衣服摩擦部位容易卷起，衣服接触膏药宜受污染。

第四节　新型膏药

以下主要介绍新型膏药，如无铅、无丹、无松香型膏药的制备工艺。

一、科学合理组方

药物是治疗疾病的关键，针对疾病的类型科学合理的组方，其目的是更好地使药物发挥更有效的作用，达到治疗疾病的目的。

其组方的原则同汤剂药组方的原则是一致的，君、臣、佐、使是必用的，其最主要的还是在药量上可考虑加大，因为是外用，所以对身体的毒副作用较小。

二、药物的炮制加工

在组方确定之后，根据中草药的性状，确定加工的方法。

一般情况下，茎类、纤维类或质地比较蓬松特别是不易粉碎的药，经过粗粉碎，多次煎煮取液，将多次滤出的药液合并，以武火加热煮沸，再降低火力，徐徐蒸发浓缩成膏备用，即流浸膏。

贵重药品及芳香易挥发性药物，如冰片、全蝎、麝香等粉碎后过80目以上的细筛备用，即细药。

三、基质的制备

蜂蜜有利于保持膏药的湿度和增加透皮吸收，但必须用炼制后的蜂蜜。

1.蜂蜜的选择

蜂蜜的选择很重要，因其质量优劣将直接影响膏药的性质，因此对蜂蜜的品种应进行选择，以枣花蜜、荔枝蜜为佳，油菜蜜次之，蜂蜜的性状应为乳白色或淡黄色稠厚糖浆状液体或凝脂状半流体，有香气，味纯甜而不酸，无异臭，清洁无死蜂、幼虫、蜡屑等杂质，15℃的相对密度为1.40～1.45者为佳。

2.炼制蜂蜜的目的

① 除去杂质，如死蜂、蜡质等；

② 破坏酶，杀灭微生物；

③ 适当除去部分水分以增强黏合力；

④ 促进部分糖的转化，增加稳定性。

3. 炼制的方法与程度

将生蜜置锅中，加热至沸腾，除去浮沫及杂质，再置锅中继续加热熬炼，炼蜜程度分为嫩蜜、中蜜和老蜜三种。

① 嫩蜜　系将蜂蜜加热至沸腾，温度达105～115℃，含水量约20%，相对密度为1.34左右，颜色稍变深，略有黏性。

② 中蜜　系将蜂蜜继续加热达116～118℃，含水量约10%，相对密度为1.37左右，颜色呈浅红色，表面翻腾着均匀有光泽细泡，用手捻搓有黏性，但两手离开时无长白丝出现。

③ 老蜜　将中蜜继续加热到119～122℃，含水量在4%以上，相对密度1.40以上，颜色呈红棕色，表面翻腾着红棕色气泡，黏性强，两手指捻之出现白色长丝，滴入水中呈珠状而不散。

四、设备

粉碎机1台；80～100目筛（以不锈钢为好）；不锈钢锅工具；其他必要工具。

五、制备工艺

① 取中蜜置不锈钢锅内，温度保持在116～118℃。

② 取药物。药物（包括流浸膏和细药）与蜂蜜质量比例为3∶4。

③ 先加入流浸膏，边加热边搅拌至无水汽冒出（去水汽），炼至滴入冷水中成块状，降温至40℃，加入细药及透皮药物，搅拌均匀收膏。

④ 趁热摊涂于干净棉布上，密封，置阴凉处保存。

六、新型膏药的特点

无铅、无丹、无松香型膏药具有以下特点。蜂蜜具有良好的黏着性，并有解毒止痛的药理作用，可强力抑菌，用其作基质既有载体作用，又有药理作用；制作中药物受热温度低，可使药物有效成分损失少；制作工序简单、易掌握，且操作无危害，使用对皮肤无刺激，无毒副作用；无污染；疗效可靠，药效持久。

第五节 软 膏

软膏剂系指药材提取物、药材细粉与适宜基质均匀混合制成的容易涂布于皮肤、黏膜或创面的半固体外用制剂。软膏剂的常用基质分为油脂性、水溶性和乳剂基质，其中用乳剂基质制成的软膏又称为乳膏剂。

软膏一般要求应具有一定的黏稠性，将软膏涂布在皮损部位上，通过体温使其逐渐软化，软膏中药物的有效成分将逐渐得以释放发挥疗效。

软膏的质量要求如下。

① 软膏剂型要求膏体均匀、细腻，涂布在皮肤上无粗糙感。

② 软膏基质应有一定黏稠性，易涂擦在皮损上且不易融化。

③ 软膏的膏体应性质稳定，无腐败变质现象，能保持药物的固有疗效。

④ 软膏用于皮损及疮面上时无不良刺激。制做软膏时，应采用无菌操作。还应注意防止二次污染的包装。

⑤ 软膏长期使用不易致敏，不应有其他副作用。

因药物在基质中分散状态不同，有溶液型软膏剂和混悬型软膏剂之分。溶液型软膏剂为药物溶解（或共熔）于基质或基质组分中制成的软膏剂；混悬型软膏剂为药物细粉均匀分散于基质中制成的软膏剂。药物粉末含量一般在25%以上的软膏剂称糊剂。

中药软膏剂制备一般是将药物粉碎，或者同时提取药物挥发油、制备药物水煎液后与适宜的基质混合制取而成。在传统中药剂型中一般是将药物粉末与蜂蜜、醋、酒等溶剂混合制备供贴敷使用。

软膏剂在生产与贮藏期间应注意如下问题：供制备软膏剂用的固体药物，除能溶解或相互共溶于某一组分者外，应预先用适宜的方法制成细粉；软膏剂应均匀、细腻、具有适当的黏稠性，易涂布于皮肤或黏膜上并无刺激性；油脂性基质常用的有凡士林、石蜡、液状石蜡、硅油、蜂蜡、硬脂酸等；水溶性基质主要有聚乙二醇；乳剂基质常用的有钠皂、三乙醇胺皂类、脂肪醇硫酸（酯）钠类（十二烷基硫酸钠）、聚山梨酯、羊毛脂、单甘油酯、脂肪醇等。必要时可加入保湿剂、防腐剂、抗氧剂或透皮促进剂。

第四章 膏药应用的注意事项

膏药使用过程中需注意以下内容。

① 使用膏药前请先咨询医师或药师。妊娠及哺乳期慎用。所贴患部一定要严格消毒，破口处可先用稀高锰酸钾溶液洗净脓血，拭干后再贴膏药。红肿痛部及按经穴位置、解剖部位、患处部位贴膏药时，先用70%酒精将贴膏部位消毒后再贴膏药。

② 要按时换膏药，其中多数膏药含有铅化合物及其他有毒药物，如轻粉、砒霜、生川乌、生草乌、生南星、闹羊花等，绝对不能内服，内服会引起中毒甚至生命危险，要特别注意。

③ 某些膏药不宜长期、大面积使用，贴膏药后引起患部发生瘙痒、皮疹等现象时，应停止使用，症状严重者应去医院就诊。

④ 在患部贴膏药，先将膏药加温熔化，不宜过热。温度过热易烫伤皮肤，温度过低不易贴敷。加温时要注意温度适当。贴于关节处时，在半屈位时贴敷。

⑤ 要注意膏药的保存，南北方温差较大，北方一般可放置在于干燥的地方即可。南方一般潮湿较热，可放在比较阴凉干燥的地方，避免熔化和虫蛀。

参考文献

[1]王光清.中国膏药疗法.兰州：甘肃人民出版社，1962：1-29.

[2]梁秉文.中药经皮给药制剂技术.北京：化学工业出版社，2006：10-29.

[3]李连杰.介绍一种膏药新基质及工艺.中药材，1990，13（3）：47.

下篇　膏药临床篇

第一章 内科常见病

第一节 感 冒

感冒俗称"伤风"，是由多种病毒引起的一种呼吸道常见病。普通感冒起病较急，早期症状有咽部干痒或灼热感、喷嚏、鼻塞、流涕，开始为清水样鼻涕，2～3天后变稠；可伴有咽痛；一般无发热及全身症状，或仅有低热、头痛。一般经5～7天痊愈。

中医认为感冒的病因，主要是感受以风邪为主的外邪所致，故俗称"伤风"。临床以发热、恶寒、头痛、鼻塞、流涕、喷嚏、咳嗽、脉浮等为主要症状体征。感冒常以风寒、风热两类为多见，其他暑、湿、燥等邪，亦能兼挟。感冒有风寒、风热、暑热、暑湿、秋燥等不同。

实表膏

主治 外感风邪，表虚自汗。

药物组成 羌活、防风、川芎、白芷、白术、黄芪、桂枝、白芍、甘草、柴胡、黄芩、半夏各15克。

制法 麻油熬，铅丹收。

用法 贴心口。

出处 《理瀹骈文》注释本

劳感调荣养胃膏

主治 劳力感冒（内伤气血、外感风寒感冒，头痛，身热，恶寒，自汗，沉困无力）。

药物组成 党参、黄芪、生地、当归、川芎、柴胡、陈皮、羌活、白术、防风各等份，细辛、甘草减五分之一，加生姜、葱白、大枣。

制法 麻油熬，铅丹收。

用法 贴胸口。

出处 《理瀹骈文》注释本

麝香追风膏

药物组成 市售麝香追风膏，速效伤风胶囊。

用法 取5cm×5cm的膏药两张，分别将速效伤风胶囊中的药粉取少许，均匀撒在膏药中心1cm^{2}范围内，将药物中心对准脚心的涌泉穴贴好，每日换1次，按摩涌泉穴10分钟。

出处 经验方

温灸膏

主治 反复感冒，肺脾气虚者。

药物组成 细辛、甘遂、延胡索和白芥子各等份。

用法 将四药研细末和匀，在治疗前加入适量面粉，并加入姜汁，干湿度以能成型为度，制成直径1.5cm，高0.5cm的药饼，置于平底碗中，药饼下垫上湿润的纱布，然后把药碗置于锅内隔水蒸15～20分钟，以药饼热透为度，取出少顷即可乘热置于穴位上，胶布外固定，取身柱、魄户（双）、玉堂、中脘、气海、天枢（左），2～6小时后取下，每星期1次。

说明 此法主要取其温热能较持久和药饼对穴位刺激的反应而起治疗作用。时间需严格注意，以患者不起水泡，可忍受为度。

出处 《上海针灸杂志》2010，29（4）：255

伤湿止痛膏

主治 普通感冒（外感风邪）。

用法 市售伤湿止痛膏，剪成1cm^{2}大小，外贴大椎穴，24小时更换1次。

出处 经验方

第二节 咳 嗽

咳嗽是人体的一种保护性呼吸反射动作。咳嗽的产生，是由于异物、刺激性气体、呼吸道内分泌物等刺激呼吸道黏膜里的感受器时，冲动通过传入神经纤维传到延髓咳嗽中枢，引起咳嗽。引起咳嗽的原因很多，除去鼻、咽、喉、气管、支气管、肺、胸膜等呼吸器官以外，耳、脑膜、心脏、食管、胃等内脏的迷走神经受到刺激，也会传入咳嗽中枢引起咳嗽。咳嗽是呼吸系统疾病的主要症状，如咳嗽无痰或痰量很少为干咳，常见于急性咽喉炎、支气管炎的初期；急性骤然发生的咳嗽，多见于支气管内异物；长期慢性咳嗽，多见于慢性支气管炎、肺结核等。

中医认为咳嗽是指外感或内伤等因素，导致肺失宣肃，肺气上逆，冲击气道，发出咳声或伴咳痰为临床特征的一种病证。外感咳嗽病因为外感六淫之邪；内伤咳嗽病因为饮食、情志等内伤因素致脏腑功能失调，内生病邪。外感咳嗽与内伤咳嗽，均是病邪引起肺气不清，失于宣肃，迫气上逆而作咳。

咳嗽穴贴膏

主治 （风寒型、风热型）咳嗽。

药物组成 麻黄12克，桂枝10克，石膏6克，枳实6克，紫菀8克，紫苏叶20克。

用法 将上药研细末，用麻油或凡士林拌成膏，先在所选穴位处拔罐或刺血，然后敷上药膏，以纱布、胶布固定。

说明 ①风寒型选穴 肺俞、膻中、大椎、曲池、肩髃、承山；②风热型选穴 肺俞、膻中、大椎、曲池、中府、中脘。

出处 王平. 贴敷. 天津：天津科学技术出版社，2000.

暑热咳嗽穴贴膏

主治 暑热型咳嗽

药物组成 白芥子150克，甘遂50克，细辛35克，黄丹400克，植物油500克（以上熬膏）；白芥子350克，甘遂75克，冰片75克（以上研末）。

用法 将药末置双侧腧穴上，如蚕豆大，再将膏药烘融后盖其上，稍加按压，胶布贴牢。3日换药1次，9日内换药3次，为1个疗程。

说明 所用腧穴为肺俞、心俞、肝俞、脾俞、肾俞等五脏之背俞穴，主要为肺俞穴。

出处 王平．贴敷．天津：天津科学技术出版社，2000．

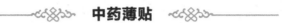

中药薄贴

主治 肺寒咳嗽。

药物组成 麻黄50克，细辛30克，吴茱萸45克，生半夏30克，猪牙皂90克，冰片5克，麻油500克。

制法 麻油加热，前5味中药入油炸枯，去药渣，熬油至滴水成珠，加铅丹150克搅拌均匀，倾入冷水中去火毒，按中医传统方法摊制成薄贴备用。

用法 取膻中、涌泉（双）穴，外贴薄贴，每日1换。

出处 《中医外治杂志》1993，2（3）：封三

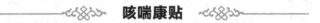

咳喘康贴

主治 小儿支气管炎咳嗽。

药物组成 麻黄、花椒、百部、薏苡仁、蝉蜕等各等份。

制法 蝉蜕单独粉碎后过120目筛备用。先将前4味药加香油浸泡24小时，再加热煎熬至药物焦黄后弃渣，然后加铅丹熬炼成药膏母液，其中药、油、丹比例为1∶3∶1。使用前取适量药膏母液，加热至药膏呈流动状态，再加入蝉蜕细粉搅拌均匀，然后将药膏分摊于3～5cm²的牛皮纸中心，将牛皮纸对折（膏药撕开后药膏直径约1.5cm，厚度约0.2～0.3cm）。

用法 双侧肺俞穴各贴1张，每日1换。

出处 《中医外治杂志》2003，12（3）：32

第三节 支气管哮喘

支气管哮喘多于秋、冬两季发病，是一种以气道高反应性和可逆性气道狭窄为特征的疾病。临床特点为发作性呼气性呼吸困难、咳嗽和哮喘。本病可因特异性和非特异性刺激所激发，前者多为吸入性抗原，如花粉、螨尘及真菌等；后者如组胺、乙酰胆碱、冷空气及运动等刺激。本病常突然发作，可先有鼻痒、流

涕，胸闷或连续喷嚏等，如不及时治疗，可迅速出现喘息。支气管哮喘可分为感染性（内源性）、吸入性（外源性）、混合性三种类型。

中医认为哮病是由于宿痰伏肺，遇诱因或感邪引触，以致痰阻气道、肺失肃降、痰气搏击所引起的发作性痰鸣气喘疾患。

温白膏

药物组成 生麻黄、白苏子、紫菀各10克，天南星、半夏、桔梗、川贝母、细辛、杏仁、甘草各15克，生姜32克。

制法 麻油熬，铅丹收，阿胶32克搅。

用法 贴肺俞穴。

出处 《理瀹骈文》注释本

哮喘膏

药物组成 生川乌、生草乌各36克，当归12克，马钱子48克，老鹳草48克，鲜桑枝、鲜枣枝、鲜槐枝、鲜柳枝各30克。

制法 上药放入铜锅内，用菜油3000克浸3日，熬后去渣。当熬至滴水不散时，将铅丹（炒如麦色）1000克，徐徐撒入，并以桃、柳粗枝2根不停地搅匀至滴水成珠为度，再加入乳香、没药细粉各24克，搅匀冷却后即成膏药。用较薄的牛皮纸和棉布裱成膏药布，裁成5cm²大小，将膏药放在布面上，摊成3.2cm²的圆形即可。临用时烘软，在膏药中心加入纯白信粉0.2克。

用法 将哮喘膏贴于督脉经的身柱穴。一般在春季、深秋、冬季敷贴，成人以3昼夜为宜，儿童及少年可酌减。盛夏及初秋气温较高时，应减少6～10小时，膏药揭去后，应以局部微红为最理想。一般以敷贴3张膏药为1疗程。

出处 《上海中医药杂志》1981，6

消炎定喘膏

药物组成 白芥子20克，白芷12克，轻粉0.3克，天南星10克，细辛6克，麸皮50克。

用法 上药为1次量，研为细末，蜜调外敷，选胸心、背心、膏肓、中府穴，每次两穴，交替贴敷，24小时取掉，隔日1次，5次为1疗程，5岁以下用1/3量，6～15岁用1/2量。

出处 《光明中医》2004，19（2）：60

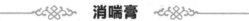

定喘膏

药物组成 生麻黄10克，生半夏20克，吴茱萸20克，白芥子40克，明矾20克，杏仁30克。

制法 上药共研细末，以30%二甲基亚砜调成软膏，装20克塑料盒备用。

用法 用时取蚕豆瓣大一团，置于市售伤湿止痛膏中心，分别贴于双侧涌泉穴，每晚换药1次，半个月为1疗程。

出处 《中医外治求新》人民卫生出版社，1998，63

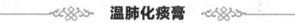

消喘膏

药物组成 白芥子21克，延胡索、细辛、甘遂各12克，冰片、麝香适量。

制法 上药研成细末加入鲜生姜汁调成糊状，制成直径2cm的药饼。

用法 取穴：①主穴 肺俞、心俞、膈俞。②配穴 风寒型加风门、大椎；痰热型加膻中；肺脾两虚型加脾俞；肾虚型加肾俞。药饼贴于穴位上，胶布固定。贴药前皮肤局部用75%酒精消毒，贴敷后起泡者保持干燥，可搽甲紫防止感染。咳喘发作期每日或隔日贴治1次，5～10次为1疗程。咳喘缓解期，以及夏季伏天巩固治疗期，每5日贴1次，10次为1疗程，每次贴4～10小时。

出处 《中医外治杂志》1995，4（5）：12

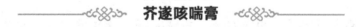

温肺化痰膏

药物组成 白芥子50%，细辛15%，甘遂15%，细麻黄20%，麝香0.5%。

制法 上药按比例烘干、研末、过筛、装瓶加盖贮存。

用法 使用前以生姜适量煎水取汁，将上药调成膏状，取指甲大小涂于敷料，然后用胶布固定在穴位上。于每年夏季的初、中、末三个伏天，选患者背部定喘（双）、肺俞（双）、心俞（双）及前胸天突穴各贴敷1次，每次2～4小时取下。

出处 《中医外治杂志》1997，6（1）：8-9

芥遂咳喘膏

药物组成 白芥子、甘遂、麻黄、细辛、洋金花。

制法 上药按2：2：2：2：1比例混合，研细，过筛，以鲜姜汁、氮酮、香油适量调膏，制成4克重的药饼（每药饼为1穴用量），密封备用。

用法 将肺俞（双）、膏肓俞（双）、心俞（双）、膈俞（双）、脾俞（双）、肾俞（双）、定喘（双）、中府（双）、天突、膻中等穴分为3组。治疗时每次选穴1组，常规针刺后置药饼于该穴，胶布固定，每次贴敷12小时，每7～10日贴敷1次，3次为1疗程。

出处 《中医外治杂志》1997，6（6）：22-23

麻芥止咳定喘膏

药物组成 炙麻黄30克，白芥子30克，细辛15克，干姜15克，甘遂10克，天仙子6克。

制法 上药共研细末装袋备用，以上为1人1年用量。

用法 选穴：肺俞（双）、膈俞（双）、定喘（双）。每年三伏、三九天使用，将药末加生姜水、饴糖适量制成糊膏状，分别摊在4cm×5cm敷料上，照穴贴之，用胶布固定，一般贴2～3小时。如局部有灼热感或疼痛，可提前取下，若贴后无不适可多贴几小时，待干燥后再揭下。每隔10天贴1次，共贴6次，即头伏、二伏、三伏、一九、二九、三九各1天。一般连贴3年为1疗程。敷贴当天忌生冷酸辣。

出处 《中医外治杂志》2002，11（4）：29

第四节　咯　血

咯血又称咳血，血随咳嗽而出。其血色鲜红，混有泡沫痰液，或痰中带血丝，多见于支气管扩张及肺结核患者。中医认为本病是由肺火上炎或阴虚火旺等灼伤肺络，血入气道所致。

凉血地黄膏

药物组成 大生地64克，白芍、黄芩、黄柏、黑山栀、生甘草各32克，丹皮、水牛角各15克。

制法 麻油500克熬，铅丹222克、石膏128克收。

用法 衄血贴眉心，吐血贴胸口，蓄血贴脐下。

出处 《理瀹骈文》注释本

第五节 泄 泻

泄泻，也称"腹泻"，是指排便次数增多，粪便稀薄，或泻出如水样。古人将大便溏薄者称为"泄"，大便如水注者称为"泻"。本病一年四季均可发生，但以夏秋两季多见。本证可见于多种疾病，临床可分为急性泄泻和慢性泄泻两类。

致泻的病因是多方面的，主要有感受外邪，饮食所伤，情志失调，脾胃虚弱，命门火衰等。这些病因导致脾虚湿盛，脾失健运，大小肠传化失常，升降失调，清浊不分，而成泄泻。本病可见于西医学中的多种疾病，如急慢性肠炎、肠结核、肠易激综合征、吸收不良综合征等。

泄泻硬膏

药物组成 当归、白芷、乌药、小茴香、大茴香、香附各120克，木香60克，母丁香、乳香、没药、肉桂、沉香各30克，麝香4.5克。

用法 将前7味药破碎，把香油加热至沸后。将诸药放入炸枯，过滤去渣，再熬成膏，至滴水成珠不散为度，加入黄丹搅匀成膏，另把其余6味药研成细粉，兑入前膏中捣搅均匀，摊成膏药，将膏药温化后，乘热贴敷在神阙、命门穴位上，3天换一次膏药，可连续贴治。

出处 王平. 贴敷. 天津：天津科学技术出版社，2000.

泄泻软膏

药物组成 豆浸膏粉4份（豆浆水浓缩而得），肉蔻粉3份，五倍子粉3份，凡士林调膏。

用法 取牛皮纸2cm×2cm大小一块，取药膏黄豆粒般大小涂于纸上，照穴贴之，胶布固定。神阙穴药量可适当多点，急性者可只取前3穴，婴儿只取前2穴。每天换药1次，泻止为度。慢性者15日为1疗程。

说明 穴位：神阙、天枢（双）、脾俞（双）、肾俞（双）、中脘。

出处 《中医药研究》1992，（5）：25

吴茱萸膏

药物组成 吴茱萸 5g，川厚朴 10g，白芷 15g，朱砂 0.5g，花椒 5g，木香 10g，金樱子 15g，食醋 20ml。

制法 上述药物研细过 110 日筛。用食醋浸泡 2 天，然后入锅内加热 20 分钟。取伤湿膏揭去塑料薄膜，摊成 2cm×2cm×0.5cm 药饼，然后重新覆盖揭去的塑料薄膜，备用。

用法 用时取一张止泻膏，揭去塑料薄膜贴于神阙穴上，2 天换药 1 次。2～6 天为 1 疗程。

出处 《陕西中医函授》1993，（4）：15

第六节 疟 疾

疟疾（俗称打摆子）为疟原虫寄生于人体所引起的传染病，主要通过受感染的雌性按蚊叮咬而感染。症状表现为周期性的发冷、发热、出汗、脾肿大与贫血。疟疾病多发于夏秋两季。中医学认为疟疾的发生是因疟邪、瘴毒入侵，兼感风、寒、暑、湿时令邪气，或复加饮食劳倦等而诱发。病邪入侵人体，伏于半表半里，出入于背卫之间。入与营阴相争则恶寒，出与卫阳相搏则发热；热蒸肌表，迫津外泄，故汗出淋漓，汗出热退，营卫复和，正邪相离，疟邪伏藏不与营卫相争，则寒热休止。

外贴截疟膏

主治 用于间日疟，寒战、发热、汗出，间日而发者。

药物组成 白信石。

制法 上药研细末，瓶贮备用。

用法 用中号膏药 1 张，取药末 0.3 克，置膏药中心，于发作前 24 小时内，贴于背部第 3 椎上，疟止后，将膏药揭下。

出处 《上海中医药杂志》1965，6

第七节 胆囊炎、胆石症

胆囊炎与胆石症是腹部外科常见病。胆囊炎临床常见的有急、慢性之分，是胆囊疾病中最常见的一种。女性发病率偏高，发病年龄多数在20～50岁之间，发病原因主要是细菌感染、胆道阻塞及胆固醇代谢失常。中医认为本病是由于饮食不节、进食油腻炙炖之品、寒温不调、情志不畅及虫积等因素，导致肝胆气滞、湿热壅阻、通降失常而成。

胆石症是指胆道系统内有胆结石。胆结石可发生于胆囊或胆管。本病平时大多无症状，部分患者仅表现为一般的消化不良症状。当胆石从胆囊移动至囊胆管或胆总管，或从扩张的胆总管移行至壶腹部时，由于胆囊或胆总管平滑肌扩张及痉挛，因而产生胆绞痛。疼痛多在中上腹或右上腹，为持续性发作，阵发性加剧，并向右肩或腰背部放射，常伴有面色苍白、大汗淋漓、恶心呕吐，畏寒发热以及黄疸。中医认为寒温不适、饮食不节、过食油腻或虫积等均可导致肝胆气滞，湿热壅阻，影响肝的疏泄和胆的通降，使胆汁排泄不畅，日积月累，久经煎熬，聚结成石。结石阻滞，不通则痛，则发为胁痛。

发泡膏（治胁痛）

药物组成 斑蝥、白芥子各等份，二甲基亚砜适量。

制法 上药分别研末，和匀，以20%二甲基亚砜调如软膏状。

用法 用时取如麦粒大药膏置膏药中心，贴右胁阿是穴及背部胆俞穴。

出处 《中医外治求新》人民卫生出版社，1998：83

排石膏

药物组成 天南星、附子、香附各10克，当归、肉桂、丁香、乳香、没药、大黄各20克，五灵脂、木香、陈皮、地龙各30克，防风、荆芥各40克，铅丹1000克，香油1000克。

用法 该药不分年龄大小推荐以用2贴为好，即肝区前后各1贴，洗澡或隔2～3

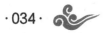

日取下对折几次，使未发挥药物作用的部分调节到外面，再敷肝胆痛区，每周更换1次新药。

出处 《中成药》2004，26（10）：32-34

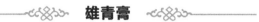

雄青膏

主治 急腹症和痛症（以急性胆囊炎和单纯性阑尾炎为多）。

药物组成 大水青蛙1只，雄黄30克，轻粉2克，冰片2克。

制法 上药共捣为糊状，装瓶冷藏备用（干时加适量冷水）。

用法 将上膏贴患者疼痛部位，上盖纱布即可，待干时可取下另换新膏。贴药次数视病情而定，体征消失为止。不能进食者需液体支持，大便干燥者，内服市售果导片数片，以通为用。

出处 《中医外治杂志》1993，2（1）：10-11

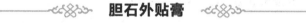

胆石外贴膏

主治 胆石症。

药物组成 金钱草30克，郁金20克，白芷30克，青皮30克，虎杖30克，乳香20克，血竭20克，大黄60克，玄明粉60克，薄荷冰10克。气滞型加广木香30克，湿热型加栀子30克。

制法 上药研粉，过100目筛，装瓶备用。

用法 用时取药粉60克，以蜂蜜适量调成膏状（超声观察时，每次加入二甲基亚砜3mL），药膏摊在10cm×10cm及4cm×4cm不吸水棉纸上。将肝胆区皮肤用温水洗净，用灭菌生理盐水洗净神阙穴。将药膏分别贴在肝胆区（覆盖日月、期门穴）及神阙穴，外衬塑料薄膜和棉布、胶布或布带固定，每3～12小时换1次。

出处 《中医外治杂志》1995，4（1）：5-8

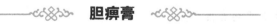

胆痹膏

主治 慢性胆囊炎。

药物组成 柴胡、郁金、白芍、大黄、虎杖、白术、山药、槟榔、厚朴、鸡内金、麝香、穿山甲、地骨皮等。

制法 按照传统硬质黑膏药熬制工艺并加入透皮吸收促进剂制备，每贴膏重25克。

用法 每次用2贴，分别贴神阙穴及日月穴，每7日（1疗程）换药1次，共治疗28日（4个疗程）。

出处 《中医外治杂志》2004，13（2）：6-7

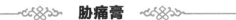

胁痛膏

药物组成 醋柴胡20克，制香附30克，枳壳15克，红花15克，当归20克，赤芍20克，五灵脂20克，桃仁20克，川芎15克，川楝子15克，广木香10克，青皮20克，生茜草15克，制乳香10克，制没药10克，黄芩10克，元寸2克，樟脑3克，铅丹250克，胡麻油800克。

用法 上药（除元寸、樟脑外）浸于胡麻油中煎熬成焦黑色，去渣，存油，加入铅丹再煎至滴水成珠，最后加入元寸、樟脑，凝结成膏摊成Ⅰ号膏20克、Ⅱ号膏25克备用。先将胆囊底、胆俞穴部位用温开水洗净，将膏药稍加温后，Ⅰ号膏、Ⅱ号膏分别贴于胆囊底和胆俞穴，每2～3日更换1次，10日为1疗程。

出处 《中医外治杂志》2006，15（5）：39

第八节 病毒性肝炎

病毒性肝炎是由肝炎病毒引起的急性传染病，目前可分为甲、乙、丙、丁、戊五型，传染性较强，传播途径复杂，发病率较高，乙、丙、丁三型易演变成慢性，或发展为肝硬化并有发生肝细胞癌的可能。病毒性肝炎属于中医"黄疸"、"胁痛"、"郁证"、"癥积"等范畴。中医学认为本病多因脾湿内郁复感湿热疫邪所致。

当归肝炎膏

主治 急性黄疸型病毒性肝炎。

药物组成 当归25克，红花20克，苏木20克，胆南星20克，白芷25克，骨碎补20克，川断20克，紫草20克，丹参25克，赤芍25克，郁金20克，穿山甲20克，冰片25克，乳香20克，没药20克，血竭20克，三七20克，樟丹1000克，豆油2000毫升。

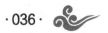

制法 ①提取有效成分 取豆油4斤，用火熬至冒大烟的程度先将穿山甲、郁金、胆南星放入油中，熬枯成深黄色，去渣，再将当归、红花、苏木、白芷、骨碎补、川断、紫草、丹参、赤芍共入油中熬枯成深黄色，滤渣，有效成分提取在油中。②下樟丹、加药面 先下1/3樟丹，用木棒搅拌，见锅内咕嘟冒泡时，立即关火。再将所余2/3的樟丹随下随搅。当搅至不冒烟时，再将研成极细面的乳香、没药、三七、血竭放入锅中用棒搅匀，最后在油尚未凝结之前放入冰片粉再搅，直至凝固成膏。向锅内喷洒凉水（约300毫升）以去火毒。③将制成的膏药分成15贴摊在牛皮纸上备用。

用法 ①先将患者肝区局部用温水擦洗干净。②取膏药一贴用微火化开（使之不烫皮肤为宜）贴在肝区。③每周更换1次。贴膏药后第3～4天时将膏药取下用微火烤1次再贴。④膏药外敷，机体对其有效成分的吸收较慢，故贴敷时间宜长，无不良反应一贴膏药可贴7天。

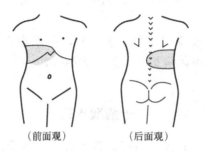

（前面观）　　　（后面观）

出处 《辽宁中医杂志》1980，（7）：39-40

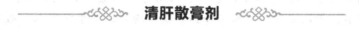

青黛四黄膏

药物组成 黄连、黄芩、黄柏、大黄各等份，青黛半份。

制法 上药研成细末和匀，以水、蜜各半调成膏。

用法 摊于纱布上敷右侧期门穴（第6肋间隙，直对乳头），并用胶布固定。每日1贴。

出处 《中医外治杂志》1995，4（6）：5

清肝散膏剂

主治 慢性乙型肝炎。

药物组成 丹参20克，黄芩15克，五味子10克，虎杖15克，茵陈蒿15克，大黄颗粒剂10克。

用法 上药用少量水调匀，铺在市售麝香止痛膏上，约8cm×8cm。在患者神阙穴、肝区、肝俞穴交替敷药，每日换药1次，90日为1疗程。患者作自身对照。

出处 《中医外治杂志》1999，8（6）：10-11

第九节 鼓 胀

鼓胀为临床较常见的多发疾病，多由黄疸、胁痛、肝癌等失治，气、血、水瘀积于腹内而成。临床以腹胀大、皮色苍黄、脉络暴露为特征。初起脘腹作胀，腹膨大，食后尤甚，叩之呈鼓音或移动性浊音。继则腹部胀满高于胸部，重者腹壁青筋暴露，脐孔突出。常伴乏力、纳呆、尿少、出血倾向等。可见面色萎黄、黄疸、肝掌、蜘蛛痣。

中医认为鼓胀的病变部位在肝、脾、肾，基本病机是肝脾肾三脏功能失调，气滞、血瘀、水停于腹中。病机特点为本虚标实。

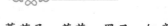

十臌取水膏

药物组成 大戟，甘遂，麻黄，乌梅，葫芦巴，葶苈子，芫花，黑丑，细辛，汉防己，槟榔，海蛤，陈皮，桑皮，生姜，蝼蛄。

制法 麻油熬，铅丹收。

用法 贴肚脐处。

出处 《理瀹骈文》注释本

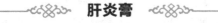

肝炎膏

主治 急慢性肝炎。

药物组成 栀子15克，杏仁10克，巴豆、阿魏、樟脑各5克，麝香0.3克，红高粱米100克。

用法 先将栀子、巴豆、樟脑、杏仁、阿魏等研粉备用，然后将高粱米用水煮至半开时滤水，趁热捣烂如泥与混合药粉搅拌均匀，摊于棉布上，然后撒上麝香粉，不烫后贴于肝区，扎紧，松紧适度。每3～4日换药1次，轻者使用2～3次，重者使用4～6次；肝硬化腹水者，先热贴1～2次，可连续使用5～10次。

出处 《中医外治杂志》1997，6（6）：43

下篇 膏药临床篇

第十节 便 秘

便秘是指大便秘结不通，排便时间延长。便秘在老年人、孕妇、儿童和节食减肥者中发生率较高。可因神经系统异常或肠道平滑肌病变及肛门括约肌功能异常所致，腹肌和盆腔肌功能异常也会导致便秘。中医认为便秘属于大肠传导功能失常，但与脾胃肾也有着密切关系。燥热内结，津液干涸，或肝脾郁结，气滞不行，或饮食积滞，传导失常，或中焦湿郁，升降失调，或血虚，肠失濡润，或气虚，传送无力，或阳虚寒凝，通降失职，均可导致便秘。

腑行膏

药物组成 大黄、玄明粉、生地黄、当归、枳实各32克，厚朴、陈皮、木香、槟榔、桃仁、红花各15克。

制法 麻油熬，铅丹收。

用法 贴肚脐。

出处 《理瀹骈文》注释本

便秘贴

药物组成 大黄、厚朴、枳实各2份，火麻仁3份，芒硝、番泻叶各1份。

用法 以上药物共研末过筛，用香油、透皮剂氮酮（3%）调和成膏备用，使用时先将此通便膏填纳于脐中（神阙穴），再用麝香膏固定，每天调换1次，调换时先用温水湿敷片刻，再揭麝香膏。

出处 《中医外治杂志》2005，14（5）：46

第十一节 癃 闭

癃闭是以小便量少，点滴而出，甚则闭塞不通为主症的一种疾患。病情轻者涓滴不利为癃，重者点滴皆无称为闭。癃闭有虚实之分，实证多因湿热、气结、瘀血阻碍气化运行；虚证多因中气、肾阳亏虚而气化不行。癃闭包括西医各种原因所引起的尿潴留及无尿症，如神经性尿闭、膀胱括约肌痉挛、尿路结石、尿路肿瘤、尿路损伤、尿道狭窄、老年人的前列腺增生、脊髓炎和尿毒症等出现的尿潴留和无尿症。

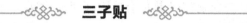

三子贴

主治 尿潴留。

药物组成 白芥子3克，车前子10克，莱菔子10克。

用法 白芥子、车前子生用捣烂研细，莱菔子炒熟研细；三子混合均匀，用凡士林调膏。用时先消毒神阙穴，再将膏置穴位上，覆盖纱布，外用胶布固定。可再用艾条灸。

说明 用于术后尿潴留。

出处 《山东中医杂志》2000，19(12)：726

宣化膏

药物组成 大葱带须去青100克，吴茱萸10克，小茴香20克，胡椒10克（也可用花椒代替）。

制法 上药共研细末，用白酒适量调成膏状。

用法 用纱布块垫脐部，将药膏摊于纱布上，敷于神阙穴，约20分钟腹部有灼热、肠鸣、欲排尿感，30分钟左右尿即徐徐排出，或兼汗出。若不见效则加服本膏。每剂分4次用（食后禁忌蜂蜜，加温热熨为佳）。

出处 《中医外治杂志》1991，试刊号：23

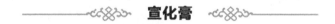

第十二节 糖尿病

糖尿病属于祖国医学"消渴"范畴，是以多尿、多饮、多食、形体消瘦，或尿有甜味为主要临床表现的病症。消渴病的三多症状，往往同时存在，但根据其

下篇 膏药临床篇

表现程度的轻重不同，而有上、中、下三消之分，即肺燥、胃热、肾虚之别。通常把以肺燥为主，多饮症状较突出者，称为上消；以胃热为主，多食症状较突出者，称为中消；以肾虚为主，多尿症状较突出者，称为下消。

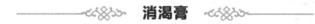

消渴膏

药物组成 阿魏、黄芪、人参、郁金、海龙、海马、乳香、没药、琥珀、麝香等16味。

制法 将上药用芝麻油熬制成膏药。每张重50克。

用法 先针气海穴，出针后将膏药贴上，10天更换1次。膏药贴上后，腹内不断行气作响，有矢气等现象，又是伴有针扎般跳疼，二三下即过，大部分无任何反应。个别患者贴膏药的皮肤感到痒疼，是过敏现象，需进行抗过敏治疗。临床见症可分阴虚热盛、气阴两虚、阴阳俱虚三种类型，故膏药在上方基础上分1、2、3号，以利辨证施治。

出处 《中医外治杂志》1992，1（4）：13

第十三节　高血压病

　　高血压病是指病因尚未明确，以体循环动脉血压高于正常范围为主要临床表现的一种独立疾病。发病原因主要与高级神经活动障碍有关。高血压病的早期症状为头晕、头痛、心悸、失眠、紧张烦躁、疲乏等，以后可逐渐累及心、脑、肾器官，严重时可并发高血压性心脏病、肾功能衰竭、脑血管意外等病变。高血压是冠心病、脑血管病最重要的危险因素。

　　根据中医学理论，高血压病的病因病机，主要是由于情志失调，饮食不节，劳逸失度，禀赋不足与体质偏盛偏衰等因素，导致人体脏腑阴阳失衡，气血失调，气机升降失常，风火内生，痰瘀交阻而发病。病位主要在肝、肾，其次是心、脾。肝肾阴阳失调是本病的病机重点，而其病机要点可概括为虚、火、风、痰、气、血六方面。属于中医"头痛"、"眩晕"范畴。

蓖麻膏

药物组成 蓖麻仁50克，吴茱萸20克，附子20克。

用法 上三味共研细末，加生姜150克共捣如泥，再加冰片10克和匀，调成膏状，每晚贴两脚心涌泉穴，7日为1疗程。

出处 《辽宁中医杂志》1986，(6)：16

外敷降压膏

药物组成 肉桂2份、细辛1份、车前子2份、沉香1份、冰片1份。

用法 以上药物除冰片外研成80目规格的粉末，冰片后加，每次取50g，用95%酒精调和，纱布包裹，外敷于双侧肾俞穴，每日换1次，一周为1个疗程，为了有利于药物渗透，可用95%酒精喷洒外敷药上。

出处 《黑龙江中医药》1991，(5)：44

杏栀膏

药物组成 桃仁、杏仁各12克，栀子3克，胡椒7粒，糯米14粒。

制法 上药共捣烂，加1个鸡蛋清调成糊状。分3次用。

用法 于每晚临睡前贴敷于足心涌泉穴，晨起除去不用。每夜1次，每次敷1足。两足交替敷贴。6次为1疗程。每3日测量1次血压。

出处 《湖北中医杂志》1983，2

降压膏

药物组成 白花蛇3条，蜈蚣9条，蝉衣、地龙各9克，土鳖虫、黄连、白芥子、延胡索各6克，葛根15克，甘遂、细辛、三七各3克。

制法 上药共研细末，用姜酊拌成膏后，做成直径2cm、厚0.5cm的饼，中心放少许麝香末，置于有纱布的塑料纸上，备用。

用法 贴于患者两侧心俞、肾俞及关元穴。

出处 《中国针灸》1986，6

第十四节　面　瘫

面瘫即指面部肌肉瘫痪，是各种原因导致的面神经受损而引起的病证，主要表现是面部运动功能障碍，如口角流涎、口眼㖞斜、面部表情怪异、僵硬等。根据病变部位不同，一般分为中枢性面瘫和周围性面瘫两种。中枢性面瘫是面神经核以上至大脑皮层中枢间的病损所引起的面肌瘫痪，为核上性面瘫。其特点是：①病损对侧眼眶以下的面肌瘫痪；②常伴有面瘫同侧的肢体偏瘫；③无味觉和涎液分泌障碍。周围性面瘫是面神经核及面神经病损所引起的面瘫。其特点是：①病变同侧所有的面肌均瘫痪；②如有肢体瘫痪，常为面瘫对侧的肢体受累，如脑干病变而引起的交叉性瘫痪；③可有病侧舌前2/3的味觉减退及涎液分泌障碍。

中医认为本病病机以阳热亢盛，化火生风，风痰流窜经络为主要因素。

复方天牛膏

主治　周围性面瘫。

药物组成　天牛虫286克，川芎500克，当归500克，黄连600克，铅丹360克。

制法　将天牛虫粉碎后过120目筛备用，川芎、当归、黄连与食用植物油2500克，同置锅内煎枯，滤过除渣，炼至滴水成珠，另取铅丹360克，加入油内搅匀，收膏。取膏用文火熔化后，加入天牛虫粉搅匀，分摊于纸上即得。每张药膏重2克，含天牛虫粉0.2克，按处方配量产1430张。

用法　取患侧听宫、下关、翳风为主穴，颊车、太阳、大椎为配穴。选定穴位后，将膏药加温熔化，每个主穴贴1张，配穴视病情加减。每5日更换1次，为1疗程，总疗程不超过35日。

出处　《江西中医药》1985，1

面瘫膏

药物组成　干鹅不食草9克，鲜鹅不食草15克。

制法　将干鹅不食草研成细末，与凡士林混为软膏，均匀放在纱布上，再取鲜鹅不食草15克，捣烂如泥，共摊于纱布上。

用法 患者面部向左歪斜贴右面，向右歪斜贴左面，每2日换药1次。

出处 《新中医》1974，6

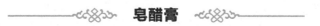

皂醋膏

药物组成 猪牙皂末30克，醋适量。

制法 将猪牙皂研细末，过筛，用醋调为糊状。

用法 涂于患侧颊车、地仓穴之间，每日换药2次。

出处 《四川中医》1986，9

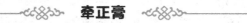

牵正膏

药物组成 蓖麻仁10克，松香30克。

制法 上药分别研细末。取净水1000克煮沸后，倒入蓖麻仁，煮5分钟，入松香，小火煮3～4分钟，倒入1000克冷水中，捻收成膏。切成糖块状（约3克）备用。

用法 将膏药用热水烫软（不溶于水），捻摊在小圆布上，贴敷患侧下关穴（右歪贴左，左歪贴右），用胶布固定，每贴7～10日，一般使用3贴。

出处 《中医杂志》1981，4

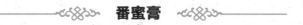

番蜜膏

药物组成 番木鳖500克。

制法 番木鳖加水3600mL，煮沸20分钟，趁热刮去外皮，取净仁切片置瓦上文火烘酥，研末，以白蜜调如稀稠状，文火煎熬15分钟，待温备用。

用法 将药膏涂患侧面部，厚约0.2cm，用纱布覆盖，每日换药1次。

出处 《四川中医》1985，11

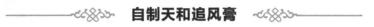

自制天和追风膏

药物组成 市售天和追风膏。

用法 首先选取患侧面部穴位：印堂、阳白、太阳、下关、四白、牵正、地仓、颊车、翳风、风池；用天和追风膏，剪取3cm×3cm的小方块，在其中央掺以玉米粒大小的加味牵正散（全蝎15克，白附子15克，僵蚕15克，白芷15克，冰片

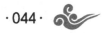

2克，共研极细末装瓶，封闭备用），在选定的穴位上分别敷贴，最后以TDP（电磁波治疗仪）在局部照射10～15分钟。治疗后，休息片刻，避免面部感受风寒。每日1次，10次为1疗程。

出处　《山西中医学院学报》2007，8（1）：46

-------- ❦❦❦❦ **松香玉真膏** ❦❦❦❦ --------

药物组成　松香300克，防风、羌活、白芷、铅丹各250克，天麻、天南星、白附子各200克，麻油2500mL。

制法　先将防风、羌活、白芷、天麻、天南星、白附子六味药加入麻油中，用文火煎枯，滤去药渣，再加入松香、铅丹收膏，冷至25℃左右保温将药膏涂布于牛皮纸上备用。

用法　将上药膏加温熔化后，分别贴于患侧下关、颊车、太阳穴。此外，每5日用75%的酒精擦揉上述穴位，更换1次膏药，总疗程不超过30日。

出处　《中医外治杂志》1995，4（2）：11

-------- ❦❦❦❦ **牵正膏** ❦❦❦❦ --------

药物组成　荆芥50克，防风50克，桂枝50克，川芎50克，当归50克，赤芍50克，白附子50克，胆南星50克，僵蚕50克，全蝎30克，蜈蚣10条，香油1000克，铅丹500克。

制法　上药浸入香油中24小时，用文火熬至药枯，去渣过滤，加入铅丹充分搅匀，文火徐徐成膏。

用法　纯棉布1块，大小以将周边下关、颊车、四白、地仓等穴完全覆盖为宜。药膏适量，均匀涂于棉布上，厚约0.2cm，贴敷患处。每3日更换1次，5次为1疗程。药膏冷却后可加温变软再用。

出处　《中医外治杂志》1996，5（2）：22

-------- ❦❦❦❦ **牵正膏** ❦❦❦❦ --------

药物组成　马钱子60克，白附子、猪牙皂各80克，樟脑15克。

制法　上药粉碎成极细末，过100目筛，用蓖麻子油调制成稠膏状，置油膏缸中备用。

用法　先将透气医用胶黏带或医用胶布剪成圆形，直径约2cm。取上药约绿豆大小，置于胶黏带（或胶布）中央，药堆聚成圆形，贴敷腧穴。取阳白、攒竹、太阳、四白、颧髎、迎香、地仓、颊车、大迎、牵正、完骨等穴。一般选用8个腧穴贴敷。

注意事项 贴敷过程中出现微痒、微痛感为"得气"现象，无须揭去药膏或中断治疗。贴药后腧穴处微红者亦不需处理，适当偏离微红部位贴药即可。每日上午贴敷1次，次日上午更换。10日为1疗程，一般使用1～2个疗程。

出处 《中医外治杂志》2000，9（1）：21

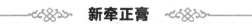
新牵正膏

药物组成 蓖麻仁10克，松香末30克，蜈蚣粉15克。

制法 将上药分别研细末。取净水1000克煮沸后，倒入蓖麻仁，煮5分钟，入松香，小火煮3～4分钟，再入蜈蚣粉，煮1分钟，倒入1000克冷水盆中，捻收成膏，切成糖块状，每块3～6克备用。

用法 用时将膏药用热水烫软，捻摊在小圆布上，贴患侧下关穴用胶布固定，每5～7日换药1次。

出处 《中医外治杂志》2000，9（2）：24

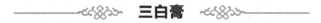
三白膏

药物组成 白花蛇10条，白芷100克，白附子40克，冰片5克。

制法 上药晒干，共研极细末，瓶装密封备用。用白纸粘贴在7.5cm×7.5cm的红布块上，以熔化的黑膏药油在红布面摊成小圆形膏药，每张膏药撒上述药粉1克，混合膏药油中摊匀，上覆盖以玻璃纸，装入小塑料袋中封口备用。

用法 以患侧下关穴为中心，用三白膏药1张，揭去玻璃纸，放酒精灯上慢慢烘烤，待软化后趁热贴上。每4日换1张，可给患者带回自贴。治疗期间，嘱戒酒、忌食辛辣、注意避风。患侧面部无膏药处可用湿毛巾热敷，并辅以按摩，每日数次。

出处 《中医外治杂志》2000，9（2）：25

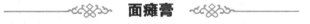
面瘫膏

主治 周围性面瘫。

药物组成 白附子0.5克，蓖麻子9粒，麝香0.2克，乳香0.5克，凡士林膏20克。

制法 将白附子、麝香、乳香研末，过筛去渣，将蓖麻子捣烂，然后与凡士林膏混匀即成。

用法 将面瘫膏均匀摊涂于患侧面部，其上用大小合适的塑料布覆盖，周围以橡皮膏封闭固定，以保持膏药湿度，保证药液成分充分内渗。每3日换药1次。

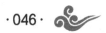

出处 《中医外治杂志》2000, 9 (3): 53

麝香血竭膏

药物组成 麝香1克，血竭15克，蓖麻仁（去皮）100克。

制法 先将血竭、蓖麻仁捣烂如泥，再取棉布一块，按面部大小剪成3块直径约10～18cm圆形布块，将上药分成3份。

用法 每次应用前，将1份药膏摊于棉布上，用0.3克麝香撒于膏药表面。敷药前用毫针取患者下关穴，成人直刺1～1.5寸，强刺激不留针，起针后即将药膏敷于耳前面神经分布区，胶布固定，按压贴牢即可，每6日换药1次。

出处 《中医外治杂志》2000, 9 (5): 36

第十五节 失 眠

失眠是临床常见病证之一，虽不属于危重疾病，但常妨碍人们正常生活、工作、学习和健康，并能加重或诱发心悸、胸痹、眩晕、头痛、中风等病症。主要表现为睡眠时间、深度的不足以及不能消除疲劳、恢复体力和精力，轻则入睡困难，或寐而不酣，时寐时醒，或醒后不能再寐，重则彻夜不寐。由于睡眠时间的不足和睡眠不熟，醒后常见神疲乏力，头晕头痛，心悸健忘及心神不宁等。

中医认为造成失眠的原因，不外虚实两种。由于情志所伤，肝气郁结，心火偏亢，气滞血瘀，或痰火内扰，胃气不和令脏腑气机升降失调，阴阳不循其道，阳气不得入于阴，心神不安所致者多为实证失眠；因老年体衰，气血不足，或病后气血亏损，阴阳失调，或思虑过度，劳伤心脾，令心失所养，神无所主，或血虚胆怯，肝失所养，或心肾不交，虚火上扰所致者，多为虚证失眠。在一定条件下，虚实可以相互转化，彼此相互影响，形成顽固性失眠。

复方琥珀膏

药物组成 琥珀10g，远志20g，石菖蒲20g。

用法 将上药研成细末，用30%～50%酒精调为膏状，涂满脐孔后用胶布固定，换药每天1次，晚睡前外敷于脐窝内，3～5次为1个疗程。

出处 《齐鲁护理杂志》2008, 14 (1): 86

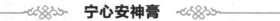

丹硫膏

药物组成 丹参20克，远志20克，石菖蒲20克，硫黄20克。

用法 上药共研细末，装瓶备用。用时加白酒适量，调成膏状，贴于脐中，再以棉花填至与脐部平齐，用胶布固定，每晚换药1次。

出处 《吉林中医药》1989，（3）：28

宁心安神膏

药物组成 取酸枣仁1份，研成极细末，与朱砂2份混合，再以30%二甲基亚砜（溶剂）调成软膏状。

用法 用时取5mm×5mm一团，置于肤疾宁贴膏中心，贴于患者膻中、双侧内关穴，每2日换药1次(揭药后嘱停2小时后再贴，以免引起皮肤不适)，3次为1疗程。

说明 30%二甲基亚砜可换成5%氮酮，用适量香油调和。如无肤疾宁贴膏，可用普通伤湿膏替代。

出处 《实用中医内科杂志》1993，7（1）：46

穴位安神膏

药物组成 朱砂50克，石菖蒲50克，蜂蜜20克，50%二甲基亚砜30mL。

制法 朱砂、石菖蒲套研过120目筛，蜂蜜炼至滴水成珠取20克，将药粉与蜂蜜同二甲基亚砜混合，加工成约直径1cm，厚约二分钱硬币厚度即可，装瓶密封保存。

用法 临睡前用热水洗脚后擦干，取穴位安神膏1片贴敷脚心涌泉穴，外用胶布固定，用手指按压涌泉穴进行按摩，每次按摩3～5分钟，以穴位有热、胀感为止，每日换药1次，按摩次数不限。

出处 《中医外治杂志》1994，3（2）：11

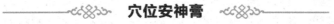

第十六节 遗 精

遗精是指男性在没有性交的情况下精液自行泄出的现象。临床可分为生理性遗精和病理性遗精。有梦而遗者名为"梦遗"，是由于潜意识对性的渴求所致；无梦而遗，甚至清醒时精液自行滑出者为"滑精"。中医认为本病多由肾虚精关

下篇 膏药临床篇

不固，或心肾不交，或湿热下注所致，可见于包茎、包皮过长、尿道炎、前列腺疾患等；精满而遗者称为"溢精"，是由于性功能旺盛所致。

固精保元膏

主治 腹痛，痞块，梦遗，五淋，白浊，妇女赤白带下，经水不调。

药物组成 党参、黄芪、当归各15克，甘草、苍术、五味子、远志、白芷、红花、紫梢花、肉桂各10克，附子6克，鹿角胶32克，乳香、丁香各6克，麝香3克，芙蓉膏6克。

制法 前十二味药于麻油1000克熬，铅丹收。加余药搅匀。

用法 贴脐上及丹田。

出处 《理瀹骈文》注释本

独圣散加味敷脐

药物组成 生五倍子粉3g。

制法 蜂蜜调匀，成稠粥状，敷脐，外盖纱布，胶布固定，早晚各换药1次。

说明 适于阴虚火旺者。

出处 民间验方

金锁固阳膏

药物组成 葱子60克，韭子60克，附子60克，肉桂30克，丝瓜仁30克。

制法 上药麻油500克熬枯，去滓，后下硫黄40克，松香60克，龙骨（煅）6克，麝香1克，为末，入油搅匀，瓷罐封固，狗皮摊贴。

说明 贴于气海穴，每日1次，主治阳虚遗精。

出处 《经验广集》卷三

第十七节　阳痿、早泄

阳痿是指男性虽有性欲要求，但阴茎不能勃起，或勃起程度不足，以致妨碍进行正常性生活的一种病证。可分功能性阳痿和器质性阳痿两类。其中功能性阳痿约占85%～90%，其原因与多种精神因素有关。器质性阳痿则由于解剖原因、药物及其他疾病等所致。本病主要由于心肾不交、肾气虚衰所致，亦可因惊恐或湿热等引起，致宗筋失养而弛纵，阴茎痿弱不用，临房举而不坚。

早泄是指性交活动中，男子性器官尚未接触或者刚接触时，便发生射精，以致影响双方满足感，甚至影响生育。中医认为，早泄以虚证为多。阴虚火亢表现为：手足心烦热、腰膝酸软、阴茎易勃、交媾迫切、夜寐易醒等；肾气不固表现为：体弱畏寒、小便清长、夜尿多、阴茎勃起不坚等。

神阙阴阳膏

主治 阳痿。

药物组成 马钱子0.5g，硫黄0.8g，蜈蚣0.5g。

用法 上药研为细末，用蛋黄油少许调成糊状，敷肚脐（神阙穴）。外用橡皮膏固定，第3日取出，休息2日后再行下1次治疗。10日为1疗程，可连用3个疗程。

说明 蛋黄油煎制方法：取鸡蛋3～5枚，煮熟，弃白取黄，置清洁小锅中，用中等火熬至蛋黄焦枯变黑，改用猛火并以锅铲按压，致出现棕色液体——即蛋黄油，冷却后装瓶收贮备用。

出处 《临床误诊误治》2011，24（5）

兴阳膏

药物组成 石菖蒲、川芎、肉桂、巴戟天各40克，麻黄、白芷各30克，细辛20克。

制法 上药共研末，过80目细筛。另取冰片25克研末过80目细筛后，与上药混匀共入500克白凡士林膏中，充分搅拌均匀，装瓶封闭备用。

用法 患者先取仰卧位，用75%酒精棉球将神阙、中极两穴位擦拭消毒后，取兴阳膏如杏核大小分别贴敷在两穴位上，再取塑料薄膜，剪成直径约6cm的圆片盖在药膏上，并按压使药膏紧贴皮肤，再在塑料薄膜上加盖1块纱布敷料，以胶布固定即可。换取俯卧位，在双侧肾俞穴上，如上法操作敷药。早晚各换药1次。

出处 《中医外治杂志》1998，7（5）：37

第十八节 冠心病与心绞痛

冠心病是冠状动脉粥样硬化性心脏病的简称，是指供给心脏营养物质的冠状动脉发生严重粥样硬化或痉挛，使冠状动脉狭窄或阻塞，以及血栓形成造成管腔闭塞，导致心肌缺血、缺氧或梗死的一种心脏病，亦称缺血性心脏病。临床以心绞痛症状最为常见，常表现为突然发生的胸骨中上部的压榨痛、紧缩感、窒息感、烧灼痛、重物压胸感，胸疼逐渐加重，数分钟达高潮，并可放射至左肩内侧、颈部、下颌、上中腹部或双肩。伴有冷汗，并逐渐减轻，持续时间为几分钟，经休息或服硝酸甘油可缓解。不典型者可在胸骨下段、上腹部或心前压痛。有的仅有放射部位的疼痛，如咽喉发闷，下颌疼，颈椎压痛。老年人症状常不典型，可仅感胸闷、气短、疲倦。与中医学的"胸痹"、"心痛"较相似，寒邪内侵、情志失调、饮食不当、年迈体虚、心脉痹阻是其发病原因。

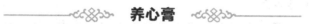

养心膏

主治 心绞痛。

药物组成 牛心、牛胆各1个，麻油1750克，太子参、麦冬、天冬、血竭、柳枝、桑枝、桃枝、冬青各30克，五味子、黄芪、丹参、桃仁、红花、川芎、生龙牡、牛角粉、天花粉、萆薢仁、生草乌、生南星、槐枝、透骨草、徐长卿、苍耳子各60克，降香、木鳖仁、穿山甲、皂刺、胆南星、川黄连、巴豆仁、生蒲黄、九节菖蒲各30克，五灵脂15克，细辛、荜茇、高良姜各21克。

制法 上药熬焦黄后，去渣熬油，至滴水成珠时加入铅丹600克，搅拌成膏。稍凉后加入下列药物（均研成细末）：冰片、檀香、寒水石、密陀僧各30克，参三七、明矾各21克，芒硝、朱砂、赤石脂各15克，牛胶（加水蒸化）90克。搅匀后，分别摊为直径7cm的膏药。

用法 治疗时将膏药温熨化开，然后贴于胸或背部疼痛处（阿是穴），如疼痛部位不固定，则直接贴于心前区，1次可贴1～4张，痛重可多贴，痛轻可少贴。

出处 《浙江中医杂志》1984，12

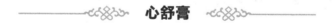

心舒膏

药物组成 白檀香、制乳香、制没药、川郁金、醋炒延胡索各24克，冰片4克，麝香0.2克。

制法 前五味药共研细末，然后和入冰片、麝香研匀，以50%二甲基亚砜适量调制成软膏，装塑料油盒内备用。

用法 每穴取1克，置市售伤湿止痛膏中心，分别贴膻中、内关（双侧）穴，每日换药1次，10次为1疗程。

出处 《中医外治求新》人民卫生出版社，1998，118

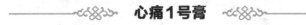

阳和解凝膏

主治 心绞痛。

药物组成 鲜牛蒡子根梗叶1500克，鲜白凤仙梗120克，生川乌、生草乌、川附片、肉桂、桂枝、白蔹、白及、赤芍、当归、乳香、没药、地龙、僵蚕、大黄各60克，防己、荆芥、续断、木香、香橼、陈皮、川芎、五灵脂、麝香各30克，苏合香120克，菜油5000克。

制法 先将前两味药入油内熬枯去渣，次日除乳香、没药、麝香、苏合香外，余药俱继续入锅煎枯去渣滤净，称量，每500克油加炒铅丹210克，熬至滴水成珠，不粘手为度，将锅离火，待凉，入乳香、没药、麝香、苏合香（均研细粉）搅匀，半月后，摊贴备用。

用法 将药膏5克摊于直径3cm的圆形布或纸上即膏药1贴，每次用3贴，温软后趁热分别贴敷心俞、膻中、巨阙穴，如要加强疗效还可加贴左内关穴1贴。每2日1次，间隔半日，重复贴敷。

出处 《中医外治杂志》1992，1（4）：21

心痛1号膏

药物组成 细辛10克，檀香10克，毛冬青10克，冰片5克。

制法 上药研成细末，装瓶备用。

用法 取药粉5克用食醋（对食醋过敏者改米酒）调成膏状，置6cm×6cm之塑料薄膜上，铺成4cm×4cm大，厚约0.4cm的药膏，敷于胸部痛处。痛点不固定者则敷心前区。后用周林频谱（或60W电灯）照射药膏20分钟，再加酒或醋调湿，然后留膏24小时换1次。有过敏者加热20分钟即去掉药膏。每日治疗1次，5次为1疗程，疗程间隔2日。一般治疗2～3个疗程，最长为8个疗程。用本法治疗期间，停用治疗心绞痛的中西药。

出处 《中医外治杂志》1995，4（3）：37

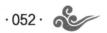

下篇 膏药临床篇

苏硝膏

药物组成　冠心苏合丸，2%硝酸甘油软膏。

制法　取冠心苏合丸适量，用白开水研调成软膏状。取9cm×10cm的薄塑料1块，3cm×4cm的薄塑料2块，分别涂上适量的等量冠心苏合软膏和2%硝酸甘油软膏，调涂均匀即成。

用法　用时分别贴敷心前区（大者），两臂内关穴处（小者），四周用不过敏胶布固定以免挥发，每日1次。

出处　《中医外治杂志》1996，5（5）：11

第十九节　头　痛

　　头痛即指由于外感与内伤，致使脉络绌急或失养，清窍不利所引起的以患者自觉头部疼痛为特征的一种常见病证，可以发生在多种急慢性疾病中，亦是某些相关疾病加重或恶化的先兆。相当于现代医学的血管性头痛和神经痛，包括偏头痛、高血压性头痛、颈椎性头痛、神经官能性头痛、外伤性头痛等。

　　中医认为感受外邪，清阳之气受阻，气血不畅，阻遏络道；情志郁怒，肝阳失敛而上亢，气壅脉满，清阳受扰；饮食不节，痰湿阻滞，致清阳不升，浊阴下降，清窍为痰湿所蒙；内伤不足，髓海不充等均可致头痛。归纳起来不外外感与内伤两类。病位虽在头，但与肝脾肾密切相关。风、火、痰、瘀、虚为致病之主要因素。邪阻脉络，清窍不利；精血不足，脑失所养，为头痛之基本病机。

头痛膏

药物组成　青黛、黄连、决明子、黄芩、桑叶、当归、红花、生地黄、防风、紫苏叶、贝母各等份。

制法　麻油熬，铅丹十分之七，朱砂十分之一，同青黛收。

用法　临用时掺黄花末，左侧疼痛贴右侧太阳穴，右侧疼痛贴左侧太阳穴，全疼贴双侧。

出处　《理瀹骈文》注释本

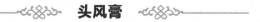

加味清空膏

药物组成 川芎15克，炙甘草75克，柴胡50克，黄连50克，羌活30克，黄芩15克，荆芥15克，薄荷10克，蜈蚣2条，全蝎10克，僵蚕10克，地龙15克，白芷15克，细辛10克，天麻20克，苏木25克，赤芍30克。

制法 上药共研细末，过10目筛，蜂蜜炼为膏剂备用。

用法 用时用茶水调和，捏作小药饼，针刺后贴敷于两太阳穴及印堂穴，纱布覆盖胶布固定，每日1次，外敷时有虫爬及热感。7日为1疗程。

出处 《中医外治杂志》1995，4（2）：9

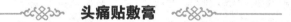

头风膏

主治 偏头痛。

药物组成 川乌、白附子、生南星、川芎、细辛、樟脑、冰片各等份。

制法 上药研碎为末，过120目筛。

用法 使用时取其粉末适量，以蜂蜜调成糊状，置于直径约1.5cm的胶布上，将药物连同胶布一起贴于两侧的太阳穴，每次贴敷6～8小时，每日1次，5次为1疗程，疼痛停止后继续巩固治疗1个疗程。

出处 《中医外治杂志》2003，12（1）：14-15

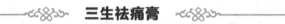

头痛贴敷膏

主治 三叉神经痛。

药物组成 全蝎21个，地龙6条，蝼蛄3个，五倍子15克，生半夏30克，白附子30克，木香9克。

制法 上药共研细末，加50%面粉，用酒调成饼。

用法 摊贴于太阳穴，用纱布包裹固定。

出处 《赤脚医生杂志》1977，5

三生祛痛膏

主治 三叉神经痛。

药物组成 生乌头（草乌、川乌均可）、生南星、生白附子各等份。

制法 上药共为细末，每周32克，加葱白连须7颗，生姜15克，切碎捣如泥，加药末和匀，用纱布包好蒸热。

用法 包在痛处。

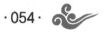

出处 《赤脚医生杂志》1977，5

白乌膏

主治 三叉神经痛。

药物组成 生川乌、生草乌、白芷各15克，铅丹100克，香油100克。

制法 上药用香油浸泡24小时，然后文火煎药，炸焦去渣，在油中徐徐加入铅丹成膏，再将药倒入冷水浸24小时（去火毒）备用。亦可将上药煎成汤剂，加水200mL，煎至60～80mL盛瓶中备用。

用法 发作频繁、疼痛剧烈者，将中药汤剂用纱布折叠数层湿敷患处，一般1～2日疼痛可减轻，继将膏剂少许加热摊在纱布块上，贴在患处，每5日换药1次。

出处 《新中医》1980，2

马钱子膏

主治 三叉神经痛。

药物组成 马钱子30克，川乌、草乌、乳香、没药各15克。

制法 上药共研细末，用香油、清凉油各适量调成膏状。

用法 将药膏贴患侧太阳、下关、颊车或阿是穴，每次1～2穴，每2日换药1次。

出处 《湖南医药杂志》1982，4

白乌马钱膏

主治 三叉神经痛。

药物组成 生川乌30克，生草乌30克，白芷20克，马钱子10克，铅丹100克，香油300克。

制法 前四味药用香油浸泡3日，然后用文火将药炸焦去渣，掌握好火候进行炼油，既不让油冒烟又要将油炼好，再将药渣取出研成细末加入铅丹和炼好的油一块搅拌成膏状，切成小块备用。

用法 剧痛发作时将药膏放在硬纸片或厚一点棉布上依照疼痛部位剪成圆形或长形，利用气热或火热化软贴于患处，用胶布固定好，每3～5日换药1次，一般1～2日可减轻疼痛，可连贴2～3次。

出处 《中医外治杂志》1997，6（5）：43

第二十节　前列腺炎

前列腺炎是中年男性最常见的疾病之一，发病年龄为15～55岁，可分为急性前列腺炎和慢性前列腺炎。前列腺炎的症状繁多，个体差异较大，目前把前列腺炎的症状统称为前列腺炎综合征。

中医认为慢性前列腺炎病因为相火妄动，所愿不遂；或忍精不泄，肾火郁而不散，离位之精化为精浊；或房事不洁，湿热毒邪从精道侵入精室；或患病日久，损伤肾阴或肾阳，导致精室空虚；本证正虚是本，而湿热、瘀血、败精、瘀浊内蕴是标，久病入络，精室脉络瘀阻，败精瘀浊与湿热之邪互结，贯穿于整个病变过程，形成本虚标实，虚实夹杂的特点。

自制五味敷贴膏

主治　前列腺痛。

药物组成　柴胡30g，红花20g，三七30g，延胡索30g，冰片10g，麻油500g，噻酮5g。

制法　除冰片研成细粉、噻酮配成乙醇溶液外，其余诸药予粉碎，与麻油约600ml同置锅中炸枯、去渣、滤过，炼至滴水成珠。另取红丹180～260g加入油内搅匀、收膏浸泡于水中。取膏用文火熔化，加入冰片细粉与噻酮乙醇溶液搅匀，分摊于纸上即得。

说明　制法以此敷贴膏加温软化后贴于神阙及会阴二穴，每日1次，4周为1疗程。

出处　《中医药导报》2007，13（2）：39

穴位贴敷发酵中药膏

主治　前列腺增生性排尿困难。

药物组成　附子、熟地黄、山药、山茱萸、泽泻、茯苓、牡丹皮、肉桂各等份。

制法　将以上中药按等比例混合，打粉过80目筛，经微生物发酵后压制成直径为3cm、厚0.3cm的药膏备用。

用法　将发酵中药膏用胶布固定于关元穴，可外置温灸贴发热面于药膏上面后固定，6小时后取下。每日治疗1次，每周5次，治疗30次为1个疗程。

出处《浙江中医杂志》2010，45（5）：344

---⊰⊱ **消淋化浊膏** ⊰⊱---

主治 慢性前列腺炎。

药物组成 丹参6克，赤芍6克，王不留行5克，穿山甲5克，黄柏10克，车前子5克，益智仁6克，冰片3克。

制法 上药共为细末，用凡士林调成膏剂。

用法 用时外敷肚脐，直径约3~4cm，外用纱布覆盖，胶布固定，每隔48小时更换1次，14日为1疗程。

出处《中医外治杂志》2003，12（6）：46

第二十一节 腰腿痛

腰痛是指腰部感受外邪，或因劳伤，或由肾虚而引起气血运行失调，脉络绌急，腰府失养所致的以腰部一侧或两侧疼痛为主要症状的一类病证。腰痛为多发病，常与腿痛同时存在，在体力劳动者中发生率较高。腰腿痛病因有湿热、肾虚、瘀血、挫闪、痰积等，肾虚在腰痛中起重要作用。

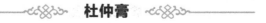

---⊰⊱ **杜仲膏** ⊰⊱---

主治 寒湿腰痛。

药物组成 杜仲、白芥子、延胡索各30克，川续断、细辛、乳香、没药各10克，桂枝6片。

制法 上药粉碎过80目筛，装瓷缸备用。

用法 取悬枢、命门、腰阳关为主穴，选配肾俞（双）、气海、大肠俞（双）穴。上穴交替使用，每次贴敷5穴。用时：取药末（每穴3克）用鲜生姜汁或陈醋调膏，摊于4cm×4cm的无毒塑料薄膜或纱布上，贴于腧穴，胶布固定。夏季贴敷2~4小时，春秋4~6小时，冬季6~10小时。贴后热辣、烧灼感明显者可提前去药，防灼烧皮肤；若贴后微痒舒适，则可酌情延长贴药时间。每10日换药1次，连贴3次为1疗程，疗程间隔10日，连贴2~3个疗程，停药观察。疗程结束后，内服金匮肾气丸3个月以巩固疗效。嘱其勿受寒，适当保暖。

出处 《中医外治杂志》1996，5（6）：9

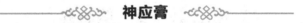

骨刺消痛膏

药物组成 红花、川乌、草乌、细辛、骨碎补、透骨草各30克，生地黄、冰片、三七粉、当归、丹参、马钱子、怀牛膝、樟脑粉各10克，麝香5克，香油1000克，铅丹350克。

制法 上药按传统制剂工艺熬制成黑膏药，其中麝香、冰片、樟脑三味药宜在膏药熬制已成，准备摊涂时加入。摊于白棉布或牛皮纸上，每贴膏药规格为20cm×9cm，质量为30克/贴。

用法 外贴腰椎患处，每周1贴，连用4周为1疗程。

出处 《中医外治杂志》1999，8（3）：15

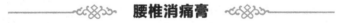

神应膏

主治 腰痛。

药物组成 川乌、肉桂、干姜、杜仲、补骨脂、乳香、没药、木鳖子各等份，陈醋适量。

制法 上药共为细末，醋调为糊状。

用法 将神应膏贴敷于腰上，塑料薄膜覆盖，胶布或绷带固定。每3日换药1次。注意：皮肤破损者、孕妇禁用。

出处 《中医外治杂志》1999，8（4）：7

腰椎消痛膏

主治 腰痛。

药物组成 生马钱子30克，川乌15克，草乌15克，麻黄10克，当归15克，杜仲15克，川芎15克，大黄30克，红花30克，全蝎15克，蜈蚣5条，土元15克，苍术20克，乳香15克，没药15克，麝香1克。

制法 用香油1000mL，将上述前十三味药物炸黄去渣过滤，再熬制滴水成珠后缓慢加入铅丹400～500克，边下边搅再熬30分钟后，加入后三味药末搅匀收膏即可。

用法 将上述熬好的药膏取10克分布在塑料薄膜上，贴敷在腰痛点上即可，每3日换药1次。

注意 皮肤破损者、孕妇、局部过敏者勿用。

出处 《中医外治杂志》2003，12（3）：33

第二十二节　痹　证

痹证是指因正气不足，由风、寒、湿、热等外邪侵袭人体，痹阻经络，气血运行不畅所导致的，以肌肉、筋骨、关节发生疼痛、麻木、重着、屈伸不利，甚至关节肿大灼热为主要临床表现的病证。按病因可分为风痹、寒痹、湿痹、热痹、风湿热痹等。从病理特点可分为行痹、痛痹、着痹。西医学的风湿性关节炎、类风湿性关节炎、强直性脊柱炎、骨性关节炎、坐骨神经痛等疾病以肢体痹病为临床特征者均属本证范围。

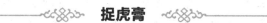

捉虎膏

主治　关节炎，神经痛。

药物组成　独蒜汁、韭菜汁、葱汁各120克，艾叶汁30克，烧酒600克，姜汁120克，香油120克。

制法　先将诸药汁、烧酒煎滚，入香油，熬至滴水成珠，加松香、铅丹搅匀，成膏。

用法　用布摊贴。

出处　《新中医药》1951，12

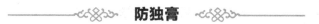

防独膏

主治　慢性关节风湿病。

药物组成　防风、独活、秦艽、威灵仙、海桐皮、川椒、赤芍、白芷、当归、马钱子、甘草各等份。

制法　上药研成细末和匀，用陶器加水适量，调成糊状，煮沸后煎3～5分钟，将药平铺于白布上包好。

用法　置于治疗部位，药敷布袋上须加油调成一层油状，外用油布或者棉垫保温。每日1次，每次30分钟，一般15～20次为1疗程。

出处　《江西中医药》1960，6

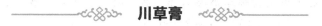

川草膏

主治　风湿性关节炎。

药物组成 生川乌、生草乌、附子、当归、丹参、白芥子各30克，生麻黄、干姜各15克，桂枝、木通各12克，白芍20克，细辛、乳香各10克，三七5克（另包），虎力散4支，马钱子散2包，葱白4根，白酒适量。

制法 前十四味药共研细末，将马钱子散、虎力散掺入药末中，再将葱白捣烂均匀和入后，入白酒，调成稀糊状。

用法 将调好的药，入锅内炒热至不灼伤皮肤为度。入麝香0.25克和匀，约0.5cm厚度摊于敷料上，趁热敷于患处，外以绷带固定。

出处 《四川中医》1984，5

张氏正痹膏

制法 将制乳香、没药、冰片、川乌、麝香等研细末制成正痹散，分装于小袋内，计100袋，每袋约重3克。再取麻黄、马钱子、草乌、干姜、附子、独活、威灵仙、羌活、五加皮、赤芍、栀子、白芥子、骨碎补、防风、花椒、透骨草、防己、桃仁、红花、当归、土鳖虫、鸡血藤、丹参、牛膝、穿山甲、川芎、丁香、肉桂、川续断、木瓜、路路通、胆南星、香附、三棱、莪术、皂刺、秦艽、乌梅、夏天无、沙姜、铅丹、松香、二甲基亚砜、香油等。按传统制法成膏，分摊于较密的白布上，厚0.3cm，塑料膜贴封，同正痹散放入包装袋内备用。

用法 用时将塑料膜拆去，放在微火上加热，撒上正痹散，直接贴于患处，每周换药1次，4次为1疗程。皮肤过敏者及孕妇慎用。

出处 《中国民间疗法》2001，9（5）

骨刺消痛膏

主治 骨痹。

药物组成 白花蛇5条，肉桂30克，猪牙皂150克，水蛭150克，血竭30克，乳香30克，没药30克，冰片20克，麝香5克。

制法 将白花蛇、肉桂、血竭、乳香、没药、冰片研成细粉过200目筛，混均匀。猪牙皂、水蛭碎断与食用植物油2000克同掷锅内，炸枯、去渣、过滤、炼至滴水成珠。另取铅丹750g加入油内搅拌匀，收膏，将膏徐徐倒入冷水中，按常规除去火毒。取膏用文火熔化，将上述粉末加入搅匀，分摊于牛皮纸或布上即可。麝香粉在临床使用时撒在膏药表面少许即可。

用法 经拍片确诊为颈椎增生、腰椎增生及其他部位骨质增生者，可取膏药贴于患处。贴膏药前先用酒精棉球消毒局部皮肤，再将膏药加热软化，撒上少量麝香粉贴于患处。每3日更换1贴，5贴为1疗程。

出处 《中国民间疗法》2002，10（11）：30

 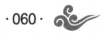

杂症膏药

药物组成 丹参、威灵仙、续断各200克，制川乌、制草乌、乳香、没药各150克、当归、骨碎补、桑寄生、乌梢蛇、土鳖虫、地龙、玄参各100克，延胡索、白芷、天麻、穿山甲、红花各50克，血竭40克，全蝎30克，麝香15克，蜈蚣15克。

制法 取麻油10千克置锅中，微热后先将乌梢蛇、蜈蚣、全蝎、穿山甲等动物药投入炸至枯黄，再投入丹参、当归、桑寄生等药料炸至表面深褐色内部焦黄色为度。捞去药渣继续熬炼药油至滴水成珠。将炼好的药油连锅离火放于平稳处，加入铅丹撒布均匀，并不停地往一个方向搅拌，以防丹沉聚锅底。待药油由棕褐色变为黑褐色时，徐徐倾入冷水中7日，每日换水1次。取膏药团块置锅中熔化，将血竭、麝香等细料药兑入搅匀，取20克摊于15cm×15cm帆布块上，即得。

用法 用时外贴患处，每7日换药1次，4贴为1疗程。

出处 《河南中医》2002，22（1）：60

骨宁膏

主治 颈椎病。

药物组成 乳香、没药、肉桂各15克，川乌、草乌、樟脑、马钱子各10克，麝香2克等。

制法 把单味药粉碎，过120目筛，混合后，用30%二甲基亚砜调成糊状。

用法 取0.1克涂于4cm²肤疾宁胶布上贴在所选穴位上。

取穴 颈部风府穴大椎穴督脉循行线上椎间隙处，大杼（双）穴；神经根型加肩髃、肩井、外关穴等。每3日1次（1次贴2日，休息1日）。15日为1疗程，疗程间休息2日。

出处 《陕西中医》2004，25（8）：712-713

治痹膏

药物组成 斑蝥50克，血竭、重楼、肉桂各10克，冰片、炮山甲、细辛、雄黄、生川乌、升麻各5克。

制法 以上药物共研细末，瓶装避光备用。应用时取部分药物用蜂乳调成糊状软膏外贴穴位。

用法 医者用右手按压患者肩背部、腰部、腿部等处肌肤。查明压痛点属哪一经、哪一穴，用笔标记清楚痛处经穴点。准备好方形胶布块，在画圈的范围内（圈直径一般以1cm为宜）涂敷治痹膏，膏上撒适量药粉，防止膏剂粘在胶布上不易发挥治疗效果，一般24小时后可形成药泡，在1周内药泡液可自行吸收干瘰。如发泡后周围抓痒或有微胀隐痛感，先局部消毒，然后刺破药泡，排除水液，泡皮勿动，涂甲紫药水，覆盖消毒纱布，1周内禁止沾冷水与污物，保持局部清洁，防止感染，此法夏季慎用。手掌、足底、手指、足趾外贴此膏无效。严禁入口内、眼内，防止中毒。肾炎、肝炎患者忌用。

出处 《中医外治杂志》1991，试刊号：22

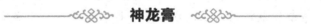

神龙膏

主治 人体各部位以疼痛、肿胀、酸楚、麻木、寒冷、僵硬为主要表现的痹证与骨伤科痛症。

药物组成 ①神龙膏处方　白芥子（炒黄研细）80克，花椒20克，急性子20克，桂枝20克，赤芍20克，干姜20克，山柰20克，植物油400克，桐油200克，铅丹250克。②膏药粉处方　生川乌20克，安息香20克，白芥子30克，急性子15克，荜茇15克，山柰15克，赤芍15克，干姜15克，桂枝15克，花椒15克。

制法 将神龙膏处方中药物熬制成膏药。膏药粉处方中药物研末过筛，供贴膏药中心撒用。

用法 ①在痛点及患处拔火罐后，采取常规手法推拿。②对于痛点集中的患部，在痛处皮肤消毒后，开瓷针、拔火罐、吸瘀血，然后撒上膏药粉，外贴神龙膏，用胶布固定，4～5日揭下，此为1疗程。对于散在的痛处，消毒后，用梅花针着重叩刺痛处及有关腧穴、经络，边叩刺梅花针边擦药酒，直至皮肤表面有渗血，开始拔火罐，取罐后擦去吸出物，再擦药酒叩刺梅花针，再拔火罐，如此反复。直至皮肤表面有灼辣感为度，即停止操作，隔24小时后贴上神龙膏，4～5日揭下，再进行下一疗程。

出处 《中医外治杂志》1993，2（4）：20-21

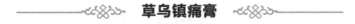

草乌镇痛膏

药物组成 生草乌50克，马钱子、乳香各40克，闹羊花、细辛各30克，白芷60克，赤芍100克，冰片12克。

制法 上药研粉密封备用。

用法 由患部面积的大小决定用药量。用3∶1的白酒和醋加热后把以上药粉调成膏状。第1次在疼痛部位敷约0.2～0.3cm厚，用油纸或薄塑料纸覆盖，外用绷带包扎，松紧要适宜，外用热水袋不断加热，每日换下已用的药膏1次，另敷新药膏0.1～0.15cm厚，至药粉用完为1疗程。

出处 《中医外治杂志》1994，3（3）：16

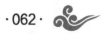

活络镇痛膏

主治 颈椎病。

药物组成 川乌、草乌、威灵仙、川芎、乳香、没药、全蝎、白花蛇、桃仁、续断各150克，赤芍、当归、桂枝、狗脊各200克，三棱250，白芷100克，麻黄50克，铅丹1250克，香油2500mL。

制法 上药物放锅内香油中浸2日后，煎至深黄色时去渣，用纱布5层过滤后再放铅丹，然后将膏药摊在约5cm²大小布上备用。

用法 以颈部疼痛为主的贴阿是穴、大椎穴；颈部疼痛伴上肢疼痛麻木者贴大椎穴、肩井穴。每次贴药5日后再换，10日为1疗程。

出处 《中医外治杂志》1995，4（1）：12

劲松威灵膏

药物组成 雷公藤、威灵仙、曼陀罗子和吲哚美辛等中西药物。

制法 新型松香膏药，按每大贴12克摊于医用胶布上，用聚乙烯塑料膜覆盖，两贴对合。

用法 本病贴敷的部位为患侧白环俞、承扶、殷门、承筋和昆仑穴。1次5大贴，每5日更换1次。必要时，酌情配合内服药。

出处 《中医外治杂志》1996，5（4）：45

金莨梅片膏

主治 肩关节周围炎、肘关节痛、膝关节痛、踝关节痛等。

药物组成 金钱草，冰片。

制法 将两药洗净晒干，文火焙干存放，等份研成细末，加一定量的香油及冰片调成糊状备用。

用法 使用时，将药物摊于纱布上敷于疼痛部位及穴位，用胶布固定，隔3～5日换药1次，直至痛止。一般外敷2～3次。

出处 《中医外治杂志》1996，5（6）：14

颈椎膏

主治 颈椎病。

药物组成 制川乌、制草乌、芒硝、雄黄、细辛各等份。

制法 上药研末加凡士林调匀成膏。

用法 用时取膏适量涂布于麝香追风膏中央，面积约$2cm^2$，贴于大椎穴与哑门穴中间区域，7日为1疗程，连用2个疗程。

出处 《中医外治杂志》1998，7（5）：40

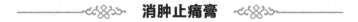

五龙威灵膏

主治 颈椎病。

药物组成 威灵仙、穿山甲、穿山龙、凤仙草、伸筋草、乳香、没药、秦艽各30克，川乌、草乌、羌活、独活各20克，山楂60克，五味子40克，血竭25克，麝香10克，铅丹适量。

制法 上药除麝香、血竭、没药、乳香外，其余药物全部浸入植物油内，浸泡1周；然后把药和油全部置于锅内，用文火熬，熬至药物枯焦呈黑色，滤去药渣；再把药油倒入锅内，文火熬至药油滴水成珠不散时，再下铅丹，熬至药油呈黑色，离火，降温至60℃左右时，再把麝香、乳香、没药、血竭研细末，加入油内拌匀，冷却后捏成条，浸入水中1周左右（每日换1次凉水）以除去火毒，取一定量摊于牛皮纸或厚布上对折起来即成。

用法 把膏药拆开，加温后使膏药软化，同时用酒精或白酒棉球擦洗患处，晾干后，再用鲜姜片擦至皮肤略发红色，即可贴敷。每贴贴敷时间为10日左右，3贴为1疗程。

出处 《中医外治杂志》1999，8（1）：13

消肿止痛膏

药物组成 马钱子、生川乌、生草乌、乳香、没药、甘遂、皂刺各100克，麻黄50克，细辛30克，苍耳子油2000克，铅丹适量。

制法 苍耳子油于铁锅内烧沸，上述药物分粗细两组，分别榨枯并滤去残渣，然后文火慢烧。药油热至搅动时有微黏感时，取几滴滴入30℃左右的清水中，以入水成珠，稍散复聚为准。此时应准确称量药油，然后将铁锅离火，立即缓缓加入铅丹，边加边搅，每1000克药油以加入250克铅丹为宜，加完铅丹后可立即试用。小铁杆蘸取少许药膏摊于牛皮纸上，若纸背面有油迹渗出，为入丹前药油火候不够，可文火补热，若黏度不够，则药油火候已老，熬膏失败。

用法 贴敷部位以关节的压痛点为佳。先用湿热毛巾擦净局部皮肤，然后将膏贴均匀加热、揭开，贴敷于关节的压痛点。72小时后更换膏贴，每10日为1疗程。贴敷时，皮肤一定要湿润。

出处 《中医外治杂志》1999，8（3）：34

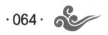

风湿伤痛膏

主治 膝骨关节炎。

药物组成 五灵脂10克，制南星5克，川芎5克，白芷5克，冰片3克，松香100克，麻油20克，蜂蜡9克。

制法 ①将前四味药粉碎，过80目筛备用；②将冰片研细，过80目筛备用；③将松香、麻油、蜂蜡一同熬至滴水成珠，出现白色浓烟时离火；④降温至120℃左右时，在不断搅拌下徐徐加入五灵脂等四味中药粉（注意：加入药粉不宜过快，以免药油外溢），充分拌匀后即成膏；⑤将制成的膏药徐徐倾入冷水中，每日换水1次。连换7日，以去火毒；⑥将药膏阴干，除去水分，水浴加热熔化后，加入冰片粉拌匀，摊涂于牛皮纸或厚布上备用，每贴约7克。

用法 选患者最痛部位或压痛点明显处，将膏药加温软化的同时，用酒精或白酒棉球擦洗患处，晾干后，再用鲜姜片擦至皮肤略发红色，即可贴药。每贴贴敷4日，5贴为1疗程。贴药期间所有患者禁用非甾体类消炎药及皮质激素类药等治疗。避免过量活动，预防重复损伤。

出处 《中医外治杂志》1999，8（6）：43-44

清痹膏

主治 热痹。

药物组成 生石膏3份，黄柏2份，生大黄1.5份，生栀子1.5份，黄芩1份，防己1份。

制法 诸药按以上比例配制，共研细末，凡士林调配成膏备用。

用法 用时将膏药外贴患处，48小时更换1次。

出处 《中医外治杂志》2000，9（1）：38

复方蚂蚁膏

主治 痛风性关节炎。

药物组成 蚂蚁100克，秦皮100克，草薢50克，虎杖50克，六轴子30克，川芎30克，赤芍30克，桂枝20克，甘草10克。

制法 上药研为细末，装瓶备用。

用法 根据病变部位的大小取药末适量，加薄荷油2～5mL，用凡士林调成膏状，均匀地摊在棉纸上，药膏厚约2～3mm，敷于患处，在棉纸外盖塑料薄膜，绷带加压包扎固定，每2日换药1次，3次为1疗程。

出处 《中医外治杂志》2001，10（1）：11

第一章 内科常见病

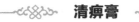

五倍膏

主治 着痹。

药物组成 五倍子（根据患病大小、数量）一般每关节选150～250克（肚倍为佳），蜂蜜200～300克，桑枝数条。

制法 取五倍子炒干至棕黄色，研成细末过筛备用。蜂蜜入锅内，纳桑枝数条，熬炼，至出现大量细腻泡沫，颜色略转为酱红色为度，去除桑枝，将蜂蜜倒入五倍子粉末内，以桑枝棍快速搅拌，然后揉压成饼状硬膏，粘在布背上，搁置3日以去火毒。

用法 将硬膏敷于关节上，以熏剂（由荆芥、防风、羌活、独活、乳香、没药、川乌、草乌、防己、细辛、桂枝各15克，千年健、秦艽、木瓜、当归、牛膝各20克，鸡血藤30克组成）熏关节上的硬膏。

注意 如出现局部过敏症状，取冰片10克研细，兑水外洗即可；三伏天禁贴；贴敷后避风3日。

出处 《中医外治杂志》2001，10（2）：11

灵骨血膏

主治 骨性关节痛。

药物组成 威灵仙30克，透骨草30克，血竭10克，马钱子10克，陈醋、薄荷油适量。

用法 上药共研细末，过100目筛后，用适量陈醋3份，薄荷油1份调匀成糊状，均匀涂在纱布上，外敷疼痛的关节上，胶布固定，每日1次，15日为1疗程，一般治疗1～2个疗程。

出处 《中医外治杂志》2001，10（2）：35

痛风止痛膏

药物组成 川乌100克，黄柏100克，青黛100克，白芷50克，川芎100克，冰片30克。

制法 上药分别研成细末，过100目备用。先将基质（凡士林500克，羊毛脂25克）熔化，再分别加入药末，制成膏剂，罐装备用。

用法 外敷于患处，敷药厚度约0.3～0.5cm，每日更换1次。

出处 《中医外治杂志》2001，10（6）：10-11

主治 风湿性关节炎。

药物组成 黄柏、苍术各50克，陈皮、香附、姜黄、透骨草、大黄各30克。

制法 上药（除黄柏外）粉碎，过100目筛；黄柏用水提取2次，浓缩得稠浸膏；最后将药粉、浸膏与黏合剂（蜂蜜）按规定比例（1：1：3）混合，灭菌分装制成膏状。

用法 视患处部位大小，取药膏适量，在纱布上摊平厚约0.6～1.0cm，敷于患处，用绷带包扎。每日换药1次，7日为1疗程，连续治疗3个疗程。

注意 ①患处皮肤如有破损时忌用；②冬季气温较低时，药膏易变硬可用温水浸泡，待其软化后在纱布上涂抹均匀；③一般治疗2个疗程如疗效不显著，应改用其他方法；④用药处皮肤如有瘙痒、皮疹，应立即停药，必要时对症处理；⑤用药处皮肤有灰暗染色，不需特殊处理，停药后其色自退。

出处 《中医外治杂志》2005，14（3）：20-21

第二十三节 癌 痛

　　广义地讲，肿瘤患者伴有的疼痛均可归为癌痛，包括肿瘤引起的疼痛（约占75％～80％）、与肿瘤治疗相关的疼痛（如手术、放疗、化疗等，约占15％）、肿瘤患者同时存在的慢性疼痛（如关节炎、带状疱疹、颈肩痛等，约为5％～10％）。

　　中医理论认为癌痛的病因病机主要是气滞血瘀、痰浊凝结、热毒结聚等方面。疼痛为瘀血的主症，肿瘤之癌痛，大多属瘀血作痛，其特点为痛势较剧，常呈绞痛、钝痛、刺痛、刀割样痛状，部位固定，常入夜尤甚，常用止痛方法，通常疗效欠佳。各种病因可导致人体气机失调而致癌瘤产生，癌瘤本身又可阻滞脏腑经络，产生各种气机失调；瘀血是机体的病理产物，血行不畅多由气机失调所致，气滞血瘀阻滞经络则疼痛。痰浊由津液代谢失常凝结而成，痰浊凝聚也是癌瘤产生的病理基础之一。而痰浊又可阻滞经络气血，致脏腑经络气血失调及疼痛。痰浊又常与气滞、血瘀、火毒相互裹携而致病；癌瘤日久，热毒内生，伤及脏腑经络气血，或与痰浊相合，阻塞经络气血运行，或热毒伤络均可产生疼痛。

猫眼止痛膏

药物组成 泽漆250克，乳香250克，没药250克，蜈蚣30克，壁虎50克，甘遂100克，当归150克，延胡索200克，三棱250克，莪术250克，枣仁150克，皂刺500克，葛根300克，猪苓300克，红花100克，川芎250克，麻黄30克，狼毒15克，香附300克，白花蛇1条，猫眼草50克，松落花500克，猕猴桃树根1000克，酸枣500克，酸枣棵1000克。

制法 以上二十五味药中《中国药典》有记载的按药典炮制方法炮制，无记载的均为干品、生用。除蛇外其余药品均用清水浸泡，夏季7日，冬季14日，然后加蛇文火熬制药膏，密封备用。

用法 加温后将药膏摊于白平布上厚约3mm。药膏覆盖范围：触及肿块者以超过肿块边缘2cm为度；无触及肿块者，以超过压痛边缘3cm为度。覆盖时，将药膏加温，撒少许冰片，贴于肿块或疼痛处皮肤上，每7日换药1次，疼甚者3日换药1次。

出处 《河南肿瘤学杂志》2004，17（4）：301

肝癌止痛膏方1

主治 肝癌，止痛退热。

药物组成 活蟾蜍1只（去内脏）、雄黄30克。

制法 将雄黄放入蟾蜍腹内加温水少许调成糊状。

用法 敷在肝区疼痛明显处（蟾蜍腹部贴至痛处），然后固定。冬天每日换药1次，夏天6～8小时换药1次。

出处 《新中医》1980，3

肝癌止痛膏方2

主治 肝癌疼痛。

药物组成 白花蛇舌草30克，夏枯草20克，丹参20克，延胡索20克，龙葵15克，蚤休12克，三棱15克，莪术15克，生乳香、生没药各20克，血竭5克，生川乌5克，冰片10克，砒霜0.03克，黄蜡、白蜡各10克，米醋20mL，凡士林10克。

用法 使用时外敷患处。

出处 《河南中医》2004，24（9）：24

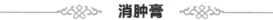

河蟹膏

主治 肝癌疼痛。

药物组成 鲜河蟹1500克，大蟾蜍2只，木鳖子、生川乌、马钱子、生南星、蜈蚣、制乳香、制没药粉各10克，水红花子15克，冰片粉6克，藤黄面若干，铅丹适量，香油2000克。

用法 外敷患处。

出处 《中国民间疗法》2000，8（11）：34

消肿膏

药物组成 独角莲（鲜品取茎）500克，天南星100克，生半夏100克，马钱子50克，急性子50克，蜈蚣100条，乳香100克，没药100克，藤黄50克。铅丹1950克（研粉过筛），冰片300克（研细末），香油5750克。

制法 ① 提取 取上方前六味（独角莲竹刀切片）投入香油锅内浸泡40～60小时，加热，温度约200～250℃，待油沸腾30～40分钟后，减低火力。另用木棒在锅内搅拌，使药料受热均匀，待独角莲外表呈深褐色，内成焦黄色时，即用漏丝网捞出药渣，取油再炼。

② 炼油 熬膏药的关键是炼油，所以将取去药渣之油继续熬炼时，再加入研成粉末的乳香、没药、藤黄，并用铁勺不断搅拌掺和，使油之烟气散失。此时用竹筷蘸锅内热油滴入冷水中，其油珠圆形规整、油珠圆团沉水底不散，此即称作"滴水成珠"。即将药锅端下用3层纱布过滤去渣，再加热至300℃，退火，再将锅拿离火源，即准备下铅丹。

③ 下丹 将油锅离火（或把火关闭），趁热将铅丹徐徐撒于油中。丹入油内因沸腾出大量黑色泡沫，并发出浓厚的油烟气，谓为"起锅"或"油丹融合"、"化解成膏"。此时，取凉水一碗喷入油膏中，其作用是使烟气尽快消散，然后将膏药倒入盛有凉水的缸中，即见药膏明亮如漆。

④ 去毒 将盛有凉水的缸内的膏药取出捏搓成"香肠"状，放入另一盛凉水缸中，并放自来水或洁净井水冲凉冷却，以除"火毒"。1周后取出，外涂以滑石粉，放阴凉处贮存。用时将膏药微火化开，搅拌均匀，即可按病位大小摊涂于特别膏药上，并撒少许冰片即可备用。

用法 ① 以体表可触及肿块处贴敷 凡体表如颈部、乳房、腋部、上、下腹部、腹股沟及四肢可触及肿块者，均可予局部贴敷，膏药贴敷时略加热烘烤即融化变软，趁热（不超过40℃）贴之。

② 按病变部位贴敷 如脑瘤可予病灶部位剪去头发贴敷，贴前可加老生姜粉少许撒布于膏药上；癌性胸膜炎（癌性胸水）则于患侧沿胸胁贴敷；肝癌可

沿右胁由背部贴敷直至肋下肿块可触及处等；骨瘤（包括骨转移瘤）可于局部敷贴。若疼痛剧烈，可用少许麝香研细末撒于膏药上，然后贴之。

③ 按经络穴位贴敷　如肺癌病变在左肺，可选左肺俞、左中府等穴位贴敷，或在疼痛部位阿是穴贴敷。盆腔肿瘤则选腰部肾俞、腹部关元等穴位贴敷。

④ 肿瘤已溃破，切忌直接把膏药贴在破溃面上，但可于破溃病灶周围红肿处贴敷。

⑤ 贴敷本膏药10日为1疗程。若有效，可连续使用直至痛止肿消。若贴此膏药局部出现丘疹、瘙痒等症，可暂停贴敷，3～5日疹痒可自行消失，仍可继续使用。若出现全身性瘙痒，则须立即停止使用。

出处　《中医外治杂志》1992，1（4）：9

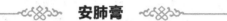

安肺膏

主治　肺癌。

药物组成　黄芪50克，半枝莲、生晒参、五味子、麦冬、蒲公英、白花蛇舌草、干蟾皮、僵蚕、鱼腥草、黄芩、杏仁、山豆根、百部、大贝母各30克，乳香、没药、冰片各20克。

制法　将乳香、没药，冰片研细末备用。其他药物用香油浸泡，然后用文火将其炸焦捞出，再将药油过滤加热至150～320℃，做滴水成珠检查，而后加铅丹搅拌，待不粘手，软硬合适，取出放凉水中去火毒。

用法　使用时将膏药化开，加入乳香、没药、冰片末拌匀贴敷乳根穴及肺俞穴，每5～7日换药1次。

出处　《中医外治杂志》1996，5（2）：31

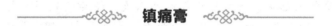

镇痛膏

药物组成　甘遂、延胡索、冰片、血竭、威灵仙、芙蓉、地鳖虫、干蟾皮。

制法　前六味药与后两味药以3∶1比例配伍，共研细末，过40目筛，加赋形剂调制成膏备用。

用法　近1个月以上未接受过放疗、化疗及半日内未用过止痛剂、镇痛剂的患者，洗净患处皮肤，用镇痛膏外敷在疼处皮肤上，用药面积大于疼痛部位周边3cm左右，上面覆盖纱布，周围组织用胶布紧贴保护。每月用药1～2次，见效后可连续使用，无疗程限制，连用2日无效者停用。

出处　《中医外治杂志》1996，5（5）：18

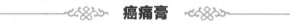

消积膏

药物组成 败酱草、地鳖虫、莪术、全蝎、大黄、半枝莲、黄药子、山慈菇、乳香、没药各15克，鼠妇、鳖甲、蚤休各30克，马钱子10克，冰片、血竭各6克，蜈蚣6条，麝香0.5克，蟾蜍0.3克，松节油适量等。

制法 上药研成细末，除麝香、冰片、蟾蜍、血竭外加入松节油调成糊状。待用时再将麝香、冰片、蟾蜍、血竭加入拌匀，匀摊在无毒塑料薄膜或双层纱布上，厚约1cm。

用法 贴敷时一般以剧痛点为中心，用药面积大于疼痛部位周边2～3cm，每2日换药1次，3次为1疗程。

出处 《中医外治杂志》1996，5（5）：26

血竭膏

药物组成 血竭、冰片。

用法 血竭、冰片按10∶1的比例共研细末，以棉签蘸药，横行涂于7cm×10cm的市售伤湿止痛膏或麝香止痛膏上，共涂4行，制得血竭膏。注意涂药要薄而均匀。痛处皮肤用生姜擦净或温水洗净，外贴血竭膏，每日更换1～2次。痛止可停用，痛时再贴，仍有效果。

出处 《中医外治杂志》1997，6（5）：37

癌痛膏

主治 肝癌疼痛。

药物组成 昆布、海藻、灵芝、郁金、香附、白芥子、鳖甲各200克，大戟、甘遂各150克，马钱子100克，蜈蚣100条，全蝎120克，蟾酥80克，鲜桃树叶10千克。

制法 上药加水50千克，放入大锅内，大火煎3小时，将桃树叶滤出，再煎2小时，得药汁浓缩成膏状，密封保存。

用法 用时将药膏涂于白布上，厚约0.3cm，再把麝香0.12克撒在膏药上面，敷于肝区，酌情超过肿块边缘约2cm。每3日换药1次，20日为1疗程。

出处 《中医外治杂志》1998，7（2）：18

消癥膏

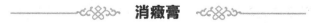

主治 肺癌疼痛。

药物组成 阿魏、五倍子、木鳖子、大黄、冰片。

制法 按3：1：2：4：6比例将上药混合，研极细末，过40目筛，掺入饴糖、甘油和月桂氮酮等制成消癥外用贴剂。

用法 按肿瘤疼痛部位贴敷，胶布固定。轻度疼痛一般2日1次，中度疼痛每日1次，重度疼痛每日2次或2次以上。辅助治疗：对中、重度疼痛病人每晚睡前给予地西泮5毫克口服，以抗焦虑和安眠。

出处 《中医外治杂志》1999，8（1）：16

 蟾皮止痛膏

药物组成 干蟾皮20克，白花蛇舌草50克，七叶一枝花30克，制川乌、制草乌各10克，莪术30克，红花10克，川芎15克，三棱15克，制乳香、制没药各10克，延胡索15克，铁树叶50克，水蛭15克，大黄粉100克左右。

制法 大黄粉另包，其余药物加适量冷水，浸泡15～20分钟后，武火煮沸，文火再煎约10分钟，取汁500mL，冷却后加入大黄粉调成糊状备用。

用法 根据疼痛部位及范围的大小，在相应部位外敷蟾皮止痛膏，取略大于疼痛范围的棉纸，以适量蟾皮止痛膏涂于其上，撒上少许冰片，即可贴敷，再用敷料覆盖其上，胶布固定。

出处 《中医外治杂志》2000，9（6）：10-11

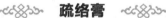 疏络膏

药物组成 白芥子10克，甘遂5克，延胡索10克，细辛5克，麝香0.3克，姜汁适量。

制法 上药研成药粉混匀，装瓶密封备用，用时用鲜姜汁将药粉调成膏状。

用法 取穴：原发性肝癌及肝转移癌选择期门、肝俞、胆俞为主穴，足三里及脐周全息穴为配穴；肺癌选择肺俞、云门为主穴，全息穴、大肠俞为配穴；骨转移癌、骨肉瘤及多发性骨髓瘤根据疼痛部位不同进行选穴；胰头癌选胰俞、中脘为主穴，足三里及合谷穴为配穴。穴位选择视病情有所增减。

　　取适量药粉用鲜姜汁调成膏状后，取约1克药膏放在约3cm×3cm大小的胶布上，根据病种及疼痛部位的不同，认真选择主穴及配穴，先按摩穴位，然后将胶布药膏准确地贴于穴位上，并用胶布条固定，保留贴敷时间2～4小时，至病人有烧灼感时揭下，左右侧穴位可以交替贴敷。

出处 《中医外治杂志》2003，12（2）：12-13

第二章　外科常见病

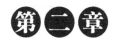

第一节　疔　疮

疔疮是发病迅速而危险性较大的疾病。此病可随处发生，但多发于颜面和手足等处。如果处理不当，发生于颜面的疔疮，更容易导致生命危险；发生于手足的疔疮，则可以损筋伤骨，影响生理功能。

中医认为疔疮的病因主要由火热之毒引起。其毒或因恣食膏粱厚味及醇酒辛辣炙煿，脏腑蕴热；或由昆虫咬伤，或因拔胡须等，复经抓破染毒，蕴蒸肌肤，以致气血凝滞而成。手足部疔疮，多由外伤引起；烂疔多由厌氧菌感染所致；疫疔多系接触感染炭疽杆菌而致死的牛、马、猪、羊所致。

去毒膏

药物组成　大黄150克，黄柏50克，姜黄150克，白芷30克，生南星150克，陈皮、苍术、厚朴、甘草各30克，花粉、生川乌、生草乌、生半夏、生白附子、黄连各150克。

制法　上药共研细末，过筛，用凡士林适量调匀成膏，装瓶备用。

用法　根据疔疮范围大小，将膏敷于疔疮之上，外盖纱布，用胶布固定，每日将患处用凉开水洗净，换药1次。

出处　《中药贴敷疗法》1988，437

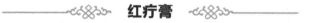
疔疮拔毒膏

药物组成 巴豆仁、蓖麻仁各等份。

制法 用比较长的铁针将上药一颗颗地穿刺在针上，放于菜油灯上烧炭存性，再放于消毒乳钵内，细研200～300转，用青菜叶包好，放在水缸边地下，以退火性，然后瓶装备用。

用法 未溃的疔疮，局部消毒后，用消毒针轻刺顶部2、3下，见血为度（不可挤压），拭去血，取上药如豌豆大小1块，敷于患处，外贴普通膏药或胶布；对已溃者，勿针刺，直接如上法敷药。如红肿甚者，在药内加入少量蟾酥。

出处 《浙江中医杂志》1966，7

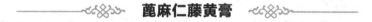
红疔膏

药物组成 朱砂30克，松香60克（嫩），蓖麻子90克（一定要新鲜的，去壳，剂量可根据膏的硬烂适当加减），铅丹18克，轻粉6克。

制法 上药同捣成硬膏，瓶贮密封备用。

用法 取膏如黄豆大小1粒，置于膏药上，贴患处，每2日换药1次。

出处 《江苏中医》1961，5

蓖麻仁藤黄膏

药物组成 蓖麻仁5份（色白有效，走黄的无效），藤黄3份，雄黄3份，芝麻2份，枯矾、食盐各1份。

制法 上药放木碗内，用木槌槌至泥油状为止，贮瓶内备用，用时拌匀。

用法 患部先后用碘酒、酒精由内向外消毒，用消毒的7～9号针头在硬结的凸起部穿刺，一定要穿透其核基底部，流出新鲜血液后才有效；用以上药膏约蚕豆大放在胶布上，贴于针刺出血部，少数破溃流脓而愈。

出处 《中医外治杂志》1999，8（1）：49

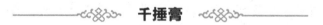
千捶膏

主治 面部疔疮。

药物组成 土木鳖5个（去壳），巴豆肉5粒，苦杏仁（去皮）3克，蓖麻仁23克，真铜绿3克，制乳香10克，制没药10克，制松香125克。

制法 先将后四味药分别研末和匀，再将土木鳖、巴豆肉、苦杏仁、蓖麻仁分别研碎，置石臼内捣和，然后边捣边加入以上药末，直至成膏为度，贮罐备用。冬

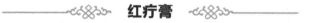下篇 膏药临床篇

季温度较低，不易成膏，故最好在夏季制作。

用法　用时取适量药膏，按疮形大小捏成0.5cm厚之药饼，置胶布或膏药上外贴，已溃可按疮口深浅，捏成图钉状药丁，插入疮口，待脓尽，仍以药饼外贴，直至收口。未溃者每3日1换，已溃者2日1换，一般使用3～7日。肿胀范围较大者，可加贴马氏膏敷，全身症状明显或有并发症者，可选用七星剑汤、五味消毒饮、黄连解毒汤、疔毒复生汤、犀角地黄汤，随症加减内服。

出处　《中医外治杂志》2000，9（5）：55

第二节　疖

疖又叫疖疮，是发生于皮肤浅表的急性化脓性疾患。其特点是色红、灼热、疼痛，突起根浅，肿势局限，范围多在3～6cm左右，出脓即愈。多发于暑天，又叫暑疖、热疖，若反复发作，日久不愈者称为疖病。

本病多由夏秋季节、气候炎热或在强日光下曝晒，感受暑毒所致；或因天气闷热，汗出不畅，热不外泄，暑湿热毒蕴蒸肌肤，引起痱子，反复搔抓、破伤染毒而生。正常人的毛囊及皮脂腺内，通常都有细菌存在，在机体抵抗力降低及不注意个人卫生的情况下，这些细菌便会致病。一个毛囊及其所属皮脂腺的急性化脓性感染，即称之为疖，炎症常扩散到皮下组织，产生疼痛的小硬结，以后逐渐增大，呈圆锥形隆起，疼痛加剧，数日后形成脓肿，脓液排出则炎症逐渐消退，愈合后形成瘢痕。疖一般无明显的全身症状，若感染扩散可引起淋巴管炎、淋巴结炎，甚至造成全身化脓性感染。

⋙✧ 人参茎叶浸膏 ✧⋘

主治　化脓性疖病，红、肿、热、痛。

药物组成　人参茎叶及杂根。

制法　上药洗净放适量水煎煮1～2次，去渣合并滤液，再用文火煎至较稠之浸膏，装入宽口瓶中，高压灭菌30分钟后，密封备用。

用法　将浸膏涂于消毒好的厚纸上贴敷患处，隔日1次。

出处　《新中医》1981，5

三鲜膏

药物组成 霜后鲜柳叶1000克，鲜槐叶1000克，侧柏叶1000克。

制法 以上药置于锅内加水4000mL，武火煮沸1小时，取出药物，液体以文火浓缩成膏状，置瓶中备用。

用法 外敷疖肿部位。

出处 《中医外治杂志》1999，8（6）：50

雄倍膏

主治 耳疔。

药物组成 雄黄20克，五倍子30克，生地榆30克，冰片10克。

制法 上药共研细末，用适量凡士林调匀成膏。

用法 以探针蘸适量药膏于患处，已溃则用纸捻蘸药膏少许插入溃口，隔日1换。每次换药须用棉签将原药卷尽，以免日久药屑堵塞耳道。全身症状明显者兼服龙胆泻肝汤，耳围肿胀者以青宝丹油膏外敷。

出处 《中医外治杂志》1999，8（6）：55

第三节 痈

　　痈是几个疖相互融合或数个邻近的毛囊或皮脂腺化脓感染所致的皮肤深层脓皮病，全身症状显著。脓液和坏死组织从多个溃孔中排出。好发于颈部等皮下组织致密部位。

　　其特点是局部光软无头，红肿热痛（少数初起皮色不变，肿胀疼痛），结块范围多在6～9cm左右，发病迅速，易肿、脓、溃、敛，或有恶寒、发热、口渴等全身症状，一般不会损伤筋骨，也不会造成陷证。

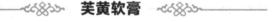

芙黄软膏

药物组成 芙蓉叶、生大黄、赤小豆各等份。

制法 上药研末，过120目筛，以凡士林调成30%～40%软膏，装盒备用。

用法 患处常规消毒后，将软膏涂布于敷料上，贴于患处，每日1换。

出处 《中医外治求新》人民卫生出版社，1998：228

蜈蚣膏

药物组成 金头蜈蚣50条，蓖麻子（去皮）、松香各50克。

制法 上药置乳钵内研磨成膏，备用。

用法 外敷患处，每日1次。

出处 《四川中医》1992，10

猪胆膏

药物组成 牛膝120克，藤黄15克，松香1000克，没药120克。

制法 上药研细末，先取生姜1000克，葱白2000克捣汁，放锅内烧滚，再取猪胆汁（20个猪胆取汁）连同以上药末一起放入，和匀，最后再入广胶90克，凡士林适量，2%苯甲酸钠调稠即成。

用法 患处常规消毒后，用猪胆膏涂抹于纱布上贴敷。

出处 《江苏中医》1959，1

生肌收口膏

药物组成 血竭、生白蔹、生山药、冰片、炒党参各15克，五倍子9克，轻粉、朱砂各6克，珍珠1～2粒，凡士林500克。

制法 先将血竭、生白蔹、生山药、五倍子、炒党参烘干，共研细末；另将冰片、朱砂、轻粉用乳钵研为细末；将凡士林放入容器内熔化后，加入以上全部药末，调匀即成。用白豆腐50克，将珍珠纳入其中，放入锅内，加清水浸没豆腐，用炭火煎煮1小时，取出晾干，研末，备用。

用法 按疮面大小裁剪敷料，将药膏涂于敷料上，敷于疮口，胶布固定。如疮口较大，久不收口，则另加珍珠粉于药膏内，每1～2日换药1次。

出处 《赤脚医生杂志》1978，7

第四节　疽

疽是局部皮肤下发生的疮肿。中医多根据初起有头或无头而把疽分为有头疽和无头疽。有头疽属阳证、热证，是发生在肌肤之间的急性化脓性疾患。凡在皮肤较厚的坚韧之处都可发生，但一般多发于项后、背部，而且以成年后、中年和老年患者为多。无头疽属阴证、寒证，是发生于骨骼与关节之间的脓疡。它具有漫肿、皮色不变、疼痛彻骨、难消、难溃、难敛的特点。若发于骨骼的，多在四肢长管骨，易伤筋骨，生于关节的，最易造成畸形。

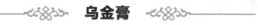

乌金膏

主治 脱疽。

药物组成 川乌、草乌、羌活、独活、白芷、细辛、防风、血竭各30克，乳香、没药、公丁香、母丁香、赤芍、桃仁各36克，红花、木鳖、草麻仁、白及、自然铜各39克，铁吊竿叶60克，当归90克，川三七21克，甘草15克，蜂胶12克，松香500克，麻油250克。

制法 先将麻油煮滚，再加入松香、蜂胶，待熔化后搅匀，将前药二十三味药研为细末，入油内搅匀成膏，收贮备用。

用法 外敷患处。

出处 《福建中医药》1964，6

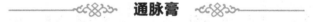

通脉膏

主治 周围动脉硬化性闭塞病（脱骨疽）。

药物组成 川乌、草乌、细辛、白芷、公丁香、肉桂、山奈、乳香、没药、蜣螂虫、自然铜、落得打、血竭、红花、甘松、大茴香、猪牙皂、天南星各50克，冰片10克。

制法 上药共研细末，过120目筛，装瓶备用。

用法 应用时取适量掺入黑膏药中，搅匀涂于白布上，趁微热围贴患处近端相应部位，如足弓、小腿、小臂等，1周后取下，休息3日，如此反复应用。配以中药汤剂或散剂口服，不作为常规应用。凡阳虚寒凝型，治以温阳补气，活血通络；阴虚热毒型，治以养阴清热，佐以活血通络；气血两虚型，治以补益气血，活血通络；未溃破者或已愈合者，佐以中药蒸汽疗法。

出处 《中医外治杂志》1993，2（2）：17-18

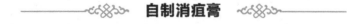

自制消疽膏

药物组成 红花、紫草、当归、黄芪、血竭各30克，麝香1～3克，根据伤口大小等量加减。

制法 前五味药加水2500mL左右，煮60～90分钟熬制成膏剂，再加入麝香均匀平摊在白平布上。

用法 外敷于患部，绷带包扎，第1、2次消疽膏外用后，若渗液过多，可提前1～2日换药。个别患者最后改用升雄散外用1～2次，可加速伤口愈合。

出处 《中医外治杂志》1996，5（4）：6

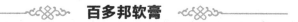
百多邦软膏

药物组成 百多邦软膏（外用药）。

用法 取消毒敷料块涂上百多邦软膏，患处消毒后贴敷，用医用胶布固定，每日换药1次。内服方药：用五味消毒饮治疗，药物由金银花、野菊花、蒲公英、紫花地丁、紫背天葵组成，另加生地黄。剂量随年龄大小可6～30克之内变化，每日1剂。

出处 《中医外治杂志》1996，5（6）：14

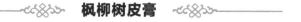
枫柳树皮膏

主治 附骨疽。

药物组成 鲜枫树皮、鲜柳树皮各5000克，鲜蒲公英1000克，鲜地丁1000克，炮山甲200克，制乳香50克，制没药50克，甘油250克。

制法 除甘油外，其他药物置于铁锅内，加水7500mL，武火煎沸，改文火煎至约1000mL时，捞出药渣，纱布过滤后，再置入锅内，文火煎至约500mL，加入甘油，收膏装瓶备用。

用法 用时根据附骨疽范围的大小，取膏药摊于生白布上外敷，绷带包扎，隔日换药1次，1个月为1疗程，一般需3～5个疗程。在治疗期间，根据病情辨证施治，适当配服阳和汤或神功内托散加减，或手术清创死骨。

出处 《中医外治杂志》1999，8（5）：40

第五节 臁 疮

臁疮好发生于小腿下1/3处，踝骨上9cm的内外侧，但内侧多于外侧，又称裙边疮、裤口毒。其特点是经久难以收口，或虽经收口，易因损伤而复发，俗称

"老烂腿"。本病常反复发作，在发作时先痒后痛，焮红漫肿，继则溃烂迅速蔓延。偶有少数溃疡，多年不愈，疮面呈菜花样，则发生癌变。

中医认为本病多因长久站立或负重，或妊娠之后，或外伤，寒湿侵犯导致经脉不和，气血运行不畅，瘀血阻碍，积久成形而发。

炉甘石膏

药物组成 制炉甘石60克，黄柏20克，冰片15克，密陀僧60克，猪板油200克。

制法 先将前四味药研极细末，再把猪板油（去掉油皮）捣烂成泥，然后合并调成软膏，贮瓶备用。

用法 用高锰酸钾（1∶2000）～（1∶1500）或3%过氧化氢溶液清洁溃疡面，然后薄敷炉甘石膏，用纱布包扎固定，隔7日换药1次，21日为1疗程。如未获痊愈可继续治疗。用药3～4日后一般局部都有发痒感觉。

出处 《赤脚医生杂志》1975，5

蜂雄膏

药物组成 蜂胶、雄黄、红花、儿茶各256克，没药、乳香、血竭、黄连、黄柏、黄芩、白芷各128克，独角莲、自然铜、冰片各64克，香油500克，铅丹1000克。

制法 除蜂胶、没药、乳香、血竭、冰片、铅丹外，其他药物放入香油煎沸数十次，除去药渣，再放入蜂胶、没药、乳香、血竭、冰片，煎膏至滴水成珠时下铅丹，制成黑色膏药（每块重5克左右）。

用法 溃疡面先用0.02%呋喃西林冲洗干净，将膏药放入温水内浸泡片刻，待温化变软时取出，捏成薄片，贴于溃疡面。每日1次，连续使用20日左右。

出处 《中医杂志》1963，5

臁疮膏

药物组成 炉甘石250克，铅粉125克，血竭30克，龙骨10克，轻粉15克，冰片15克，白蜡90克，香油1000克。

制法 将白蜡切小块，其余药物研极细末。把香油倒入锅内，煮沸后，用新柳枝不时搅动以防外溢，同时陆续放入白蜡。待滴水成珠不散时，放入炉甘石、龙骨、血竭、铅粉，搅拌均匀，放置冷处，再下轻粉、冰片，搅匀后，投入冷水中去火毒，备用。

用法 清洗患处后,外敷此膏,包扎。每4～8日换药1次,一般使用2～4次。

出处 《浙江中医杂志》1985,5

消疡膏

药物组成 生石膏60克,煅滑石60克,生黄柏30克,血竭6克,硼砂6克,冰片2克。

制法 上药共研细末,过120目筛,以医用凡士林500克烊化,调匀成膏。

用法 凡溃疡之创面,无论时间长短均可用之。根据溃疡面积,选用大于创面的消毒纱布,用竹片挑起药膏涂在纱布上,药膏要分布均匀,大于创面,贴在经过常规消毒后的创口处,并加压贴紧,使药膏与创面充分接触,外用胶布固定。视创面情况,脓水多者,换药每日2次或每日1次;少者,每2日1次或3～4日1次。

出处 《中医外治杂志》1995,4(4):15

象皮膁疮膏

药物组成 炙象皮粉30克,当归20克,血余(头发)20克,生龟板40克,生地黄40克,生炉甘石粉80克,珍珠粉2克,冰片3克,生石膏粉50克,黄蜡、白蜡各75克,香油800克。

制法 将香油分为两等份,先放400克入锅内加热后下血余,使之熔化成炭,捞出研成膏待用。放生龟板入锅,熬成深褐色为度。加另一半香油入锅,入生地黄、当归文火熬至色枯去渣过滤。再熬油约1小时,加黄蜡、白蜡收膏。待温度不烫手时加炙象皮粉、血余炭、珍珠粉、冰片、炉甘石、生石膏粉。搅匀到膏冷为止。

用法 换药前溃疡面常规消毒,去除腐肉及不健康组织,根据溃疡面大小,将药膏均匀摊在纱布上敷于疮面,包扎。每1～2日换药1次,一般15日为1疗程,可连续换药2个疗程。治疗期间嘱病人抬高患肢,忌食辛辣油腻之物。

出处 《中医外治杂志》1996,5(5):13

龙血树脂膏

药物组成 血竭(龙血树脂)25克,紫草30克,蒲公英30克,金银花20克,当归20克,黄芪20克,枳壳15克,乳香15克,没药15克,蜂房30克,玄明粉20克,蜂蜡200克。

制法 先将血竭、乳香、没药、玄明粉研细末,再将蜂蜡切碎。上药共放一大碗内，香油入锅熬开，将紫草、蒲公英、金银花、当归、黄芪、枳壳、蜂房入锅内炸枯，趁热过滤去渣，将油倒入盛药之大碗内，使蜂蜡熔化，以棒搅匀，候冷成膏即成。

用法 将溃疡面用双氧水、生理盐水冲洗，用龙血树脂膏涂于患处，然后用无菌纱布覆盖，胶布固定，48小时换药1次，一般使用2周，重者3～4周。

出处 《中医外治杂志》1999，8（3）：14-15

胡萝卜膏

药物组成 胡萝卜30千克。

制法 胡萝卜切片，约20千克水煮熟，捞出后用干净纱布把水挤出，再放入锅内文火熬至成膏后备用。

用法 应根据患者具体情况，溃疡并发感染者应用抗生素控制感染，慢性溃疡应单用胡萝卜膏外敷，用药前先用生理盐水清洗创面，再用胡萝卜膏涂创面，用无菌纱布覆盖包扎即可。为减少创面渗出，应卧床休息。换药时间应根据分泌物的多少而定，如分泌物多每日需换药2～3次，分泌物少应每日换药1次，10日为1疗程。

出处 《中医外治杂志》2001，10（2）：44

复方黄连膏

药物组成 黄连10克，黄柏10克，当归尾15克，紫草10克，生地黄10克，麻油500克，黄蜡适量。

制法 将前五味药置于麻油中浸泡7天后，文火煎开1小时，过滤后高压消毒，再加入液化的黄蜡调节硬度后，即可分装使用。

用法 疮面周围皮肤用酒精消毒，疮面较干净，肉芽红润的，使用庆大霉素清洗后，将复方黄连膏均匀涂拭于疮面上。如疮面有脓性分泌物、痂皮应采用蚕食法逐渐清除，以免损伤正常组织，并使用双氧水、生理盐水清洗后，再涂敷复方黄连膏，外盖敷料。

出处 《中医外治杂志》2001，10（6）：36

溃疡膏

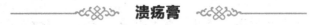

药物组成 煅石膏90克，煅龙骨90克，血竭、桃丹各18克，制乳香、制没药各4克，儿茶6克，冰片9克。

制法 上药按比例研极细末，混匀后过120目筛，装瓶备用。

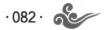

用法 诊治时常规酒精棉球消毒溃疡四周皮肤，生理盐水棉球清洁疮面，再以干棉球拭净，将已研细之粉末29克用麻油适量调成糊状摊在桑皮纸上，外敷溃疡面上，根据疮面大小决定用药多少，药膏不宜太厚，以遮盖为度，再用敷料包扎，隔日换药1次。一般以15次为1疗程。用药数次后腐肉脱净，疮面组织渐转鲜活，并见有新生肉芽增生，这时换药时要轻擦疮面，勿使新生肉芽组织受损，同时可配合益气养血、和营通络之品内服，以助溃疡面愈合。

出处 《中医外治杂志》2004，13（5）：16

凉血散瘀软膏

药物组成 紫草60克，地骨皮60克，黄柏60克，当归90克，冰片3克，麻油1500克等。

用法 首先用0.9%生理盐水冲洗伤口，并拭净伤口周围皮肤，将凉血散瘀软膏涂敷于溃疡创面，用无菌纱布包扎，每日换药1次。4周为1疗程。

出处 《中医外治杂志》2005，14（3）：12-13

红玉散橡皮膏

药物组成 依沙吖啶2克，生石膏49克，熟石膏49克。

制法 将生、熟石膏混合入粉碎机粉碎，加入依沙吖啶、入白磨机间断球磨2小时，取出过100目筛，红外线照射30分钟消毒后制成红玉散，入瓷瓶备用。取医用橡皮膏，剪成宽0.5cm和长度以超过小腿周径8cm的若干条备用。

用法 3%硼酸液或生理盐水清洁溃疡面，干棉球拭干；用红玉散填塞溃疡面，直至高出正常皮肤；将橡皮膏（冬天烘热）自溃疡面下方2cm处叠瓦状自下而上重叠三分之一粘贴，至溃疡面上方2cm为止。粘贴时稍稍用力，粘贴完后用手掌鱼间肌轻按整个封面，使红玉散和橡皮膏与溃疡面充分接触，粘贴平整，不留空隙。每7日更换1次。

出处 《中医外治杂志》2006，15（2）：18-19

自制中药膏剂

药物组成 白芷15克，当归6克，红花10克，紫草6克，天南星6克，甘草5克，血竭12克，轻粉12克，白蜡60克，麻油500克。

制法 将前七味药放入麻油浸泡3～4日后装入大沙锅内，用微火熬制。待药液熬成为枯色后，用纱布过滤将麻油倒入煎滚。再先下血竭，次下白蜡，微火化之。然后将轻粉研为细末，加入药液搅匀即成膏剂。

用法 彻底清洁创面，清除腐烂坏死组织，用3%过氧化氢溶液清洁创面，祛腐。再用生理盐水冲洗伤口，创面周围碘伏消毒擦拭2次，消毒2～3分钟。将备用的中药用消毒棉签轻轻涂于创面上，厚度均匀，约5mm为宜，如遇较深创面可用该中药膏剂填充，然后再用无菌纱布覆盖包扎，创面隔日换2次。

出处 《中医外治杂志》2006，15（3）：34-35

第六节　褥　疮

褥疮是因久着席褥而生疮，又名"席疮"。多见于昏迷、半身不遂或下肢瘫痪等长期卧床的患者。好发于易受压迫及摩擦的部位，如尾骶、足跟、坐骨结节等。中医理论认为褥疮多由长期卧床不起，久病气血亏虚；加上受压部位气血失于流通，不能营养肌肤，摩擦破损感染，引起坏死溃烂。

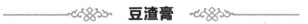

豆渣膏

药物组成 新鲜豆渣20克，医用凡士林10克。

制法 上药置于无菌换药碗内，在文火上边炒边搅拌，加温至100℃，5分钟后，待温度降至20℃即可敷用。

用法 视疮面深度及感染程度，每日换药1～2次。如感染严重，以适宜的抗生素清洗创面；若肉芽水肿明显，可以3%高渗盐水湿敷；如创面有坏死组织，要彻底修剪。将豆渣膏平敷于创面上，盖以凡士林纱布及敷料，胶布固定。

出处 《中国中西医结合杂志》1992，4

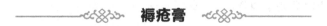

褥疮膏

药物组成 当归30g，白芷12g，紫草6g，甘草18g，生地黄12g，象皮9g，轻粉6g（包），血竭花6g（包），五花龙骨9g（包）。

制法 后三味药研极细末拌匀过筛。取麻油500克，加水待沸后，将余药分别放入，以文火炸枯捞出，将油过滤，继用文火熬，加入后三味药末，兑白醋30g，离火待凉后，盛容器备用。

用法 先将局部常规消毒，将药膏涂于疮面上，外覆盖敷料。每日或隔日1次。治疗期间避免疮面受压。无全身症状时，不需配合内服药及其他疗法。

下篇　膏药临床篇

出处 《中医外治杂志》1993，2（2）：21

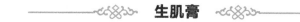

大黄生肌膏

药物组成 生大黄100克，轻粉1克，五倍子130克，铜绿1.5克。

制法 生大黄加水300mL，煎沸20分钟，过滤。再加水300mL，煎沸15分钟，过滤。两次滤液浓缩至100mL，即为所用之大黄煎出液。然后，每100克凡士林中加入30mL大黄浓缩液，使其成为30%的大黄膏，再将轻粉、五倍子、铜绿研成细末，掺入大黄膏内，即为大黄生肌膏。

用法 用2%碘酊彻底消毒创面后，将大黄生肌膏平摊于消毒纱布上，贴于创面，胶布固定好。每12小时更换1次。

出处 《中医外治杂志》1998，7（4）：43

生肌膏

药物组成 熟石膏100克，制炉甘石20克，马勃80克，珍珠母90克，白及30克，乳香20克，没药20克。

制法 上药粉碎，过100目筛后用香油适量制成软膏，再加入凡士林2000克，拌匀装瓶备用。

用法 采用无菌技术操作，换药前先将褥疮局部脓血及坏死组织清除干净，再以过氧化氢溶液冲洗疮口疮面，褥疮周围皮肤用75%酒精常规消毒，而后把药膏涂于纱布上外敷疮面，每日换药1次。对卧床较久、气血亏虚者可内服中药人参养荣汤加减：白芍9克，当归、肉桂、炙甘草、陈皮、人参、炒白术各30克，生黄芪40克，酒蒸熟地黄、五味子、茯苓各20克，炒远志（去心）15克，共为粗末，每次15克，加生姜3片，大枣2个同煎，每日2次，口服，以补气养血。

出处 《中医外治杂志》1999，8（5）：20

消疽膏

药物组成 红花、紫草、黄芪、当归、血竭各30克，麝香1～3克（前药根据创面大小加减）。

制法 前五味药加水2500mL左右，煮沸60～90分钟熬制成膏剂。

用法 临床治疗时，再加入麝香，均匀平摊在白平布上，外敷于创面上。1周更换1次。

出处 《中医外治杂志》2000，9（1）：11

生肌愈合膏

药物组成 大黄50克，金银花30克，生地黄50克，紫草50克，黄连50克，黄柏50克，白芷50克，冰片25克，珍珠粉15克，凡士林1000克。

制法 先将凡士林置于锅内加热，热沸后，将大黄、金银花、生地黄、黄柏、黄连、白芷倾入锅内熬至枯黄，将药渣捞出，再入紫草炸枯，药液过滤后，离火冷却后加入冰片、珍珠粉，研粉徐徐加入，不停搅拌，冷凝成膏备用。

用法 将患者褥疮部位清洗干净，用1‰苯扎溴铵消毒液消毒创面及周围皮肤后，用生理盐水洗去苯扎溴铵，剪除坏死腐肉及坚韧组织，有血液渗出，压迫止血，将膏涂于无菌纱布上贴敷患处，包扎牢固，使局部避免受压，并注意加强营养，加强护理，预防新的褥疮发生。早期每日换药1次，病情好转后隔日换药1次，注意肉芽生长情况，疮面愈合后，仍用药3～5次。若有全身症状，可配合内服药物。

出处 《中医外治杂志》2000，9（2）：44

玉红膏

药物组成 当归30克，生地黄36克，合欢皮15克，紫草9克，乳香9克，没药9克，血竭6克，象皮粉18克，生甘草6克，蜡90克，香油500克。

制法 将香油入锅熬开后，把当归、生地黄、合欢皮、生甘草放入锅内，观察待炸到炭化状态，捞出弃之，放入紫草待呈红色后捞出弃之，再将乳香、没药入锅炸45分钟，将油过滤，把蜡熔化过滤后入锅，待锅内稍降温后将血竭粉、象皮粉加入，冷却后将锅内物装入容器备用。

用法 参见后面生肌象皮膏。

生肌象皮膏

药物组成 当归12克，生地黄24克，生龟板24克，生石膏30克，生炉甘石48克，象皮粉18克，白蜡90克，生血余12克，香油500克。

制法 先将香油入锅熬开10分钟后，将生血余下锅内炸至炭化捞出存放待用，将当归、生地黄入锅内经观察呈黄褐色后，捞出弃之，再将龟板入锅炸至枣子色，捞出弃之，将香油过滤后继续熬，将生石膏、炉甘石粉加入锅内熬2～3小时，将熔化白蜡加入锅内，最后将血余炭、象皮粉加入锅内，冷却后装入容器内备用。

用法 根据褥疮轻重症状等情况，选用玉红膏、生肌象皮膏。Ⅰ、Ⅱ期褥疮局部血液循环障碍、红肿宜选用生肌象皮膏；Ⅲ、Ⅳ期局部溃疡、破溃、组织坏死等，早期选用玉红膏，待坏死组织脱落后，见有新的肉芽组织时，再选用生肌象皮膏。临床使用时，应先将创面用干棉球蘸净渗出物，清洁周围皮肤。然后剪一片比创面略大的脱脂棉片，将药膏均匀地涂上，约1mm厚，严密覆盖在创面上。每日换药1次，仔细观察，如有组织及坏死筋膜可剪掉。

出处 《中医外治杂志》2000，9（4）：15

回生膏

药物组成 当归30克，象皮粉30克，雏鸡200克，桑寄生18克，续断18克，红花30克，水蛭粉18克，清油1000克，铅丹100克。

制法 先用清油将当归、雏鸡、桑寄生、续断、红花浸泡2周后，放入锅内炸熬约2小时，待药成黄焦色为度，过滤取液，将铅丹纳入熬至滴水成珠，待温度降至约70℃再入象皮粉、水蛭粉搅匀备用。

用法 根据褥疮大小，将上药摊于略大于褥疮的干净厚实无菌牛皮纸上约1mm厚。根据褥疮轻重状况，尽量早期给予回生膏，严密覆盖创面，每日换药1次，如有组织及筋膜坏死者可先行剪掉，清洁消毒后再予膏药外敷。

出处 《中医外治杂志》2003，12（3）：40-41

生肌玉红膏

主治 重度褥疮。

药物组成 当归5份，白芷1份，血竭1份，紫草1份，乳香1份，没药1份，生甘草3份，白蜡5份，麻油适量。

制法 将当归、白芷、紫草、甘草入油内浸2日，慢火熬至微枯，再煎滚，入血竭、乳香、没药熔化，再入白蜡，微火化开，搅拌冷却，成膏状，以此制成油纱布，高压蒸汽灭菌后备用。

用法 初次换药，需要清除坏死组织，先用碘仿消毒疮面周围，生理盐水冲洗疮面后，用刮匙彻底刮除坏死组织，再用双氧水及生理盐水冲洗，将疮面擦拭干净，用生肌玉红膏油纱填塞疮面，外用无菌敷料覆盖，开始时每日换药1次，数日后分泌物减少时改为每2～3日换药1次，直至疮口愈合。

出处 《中医外治杂志》2004，13（6）：17

三黄生肌膏

药物组成 大黄20克，生黄柏20克，生黄连20克，当归10克，紫草20克，制乳香10克，制没药10克，血竭10克，冰片5克，凡士林500克。

制法 取前四味药放入凡士林中，文火煎至黄柏呈现橘黄色时加入紫草，约煎

20分钟，捞出药渣，药液过滤，在凡士林冷却冻结之前，将制乳香、制没药、血竭、冰片研为极细末加入搅匀，装罐密封备用。

用法 疮面周围用络合碘消毒，疮面用生理盐水、双氧水交替冲洗干净。对于Ⅲ度、Ⅳ度褥疮，应彻底清除坏死组织，对边界不清的坏死组织，以清除至局部有少许渗血即可，对坏死骨应用咬骨钳咬除，再用双氧水、生理盐水交替冲洗干净。取经高压灭菌后的药膏或油纱布覆盖于疮面。要保证疮面完全覆盖，不留空隙，无菌敷料包扎固定。第1周每日换药1次，1周后根据分泌物多少，改为每2～3日换药1次，直到疮面痊愈。敷药后指导患者或家属保持创面敷料清洁、干燥，特别注意避免疮面继续受压，勤翻身，不能翻身者卧气垫床或小谷褥子，疮面周围每日按摩3～5次，以促进局部血液循环。

出处 《中医外治杂志》2005，14（2）：40

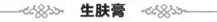

生肤膏

药物组成 儿茶、大黄各30克，当归25克，生地黄50克，白芷、白及、白蔹各40克，栀子、乳香、没药各20克，冰片、黄连、血竭各10克，黄蜡60克，麻油1000克。

制法 将前八味药和黄连浸入麻油中48小时后煎沸，以白芷炸至黄褐色为度，去渣，再加入黄蜡充分搅拌，待油温适宜时投入血竭、乳香、没药、冰片细末，搅匀至冷却成膏，置医用消毒容器中备用。

用法 先用1‰苯扎溴铵或双氧水清创处理，Ⅱ期褥疮有水疱时在无菌操作下抽出积液，如已化脓需剪去表面坏死组织，用本膏外敷，加纱布、绷带包扎。Ⅲ期或Ⅳ期褥疮，在常规消毒后，将表面坏死组织及分泌物清除，用本膏外敷，包扎，每1～2日换药1次，同时给予维生素C 0.3克，维生素E 0.5克，每日3次，口服，并且帮助患者多翻身。对于Ⅰ期褥疮，只需加强护理，及时翻身，保护疮面，即可防止病情进一步发展。

出处 《中医外治杂志》2006，15（4）：22-23

第七节 瘰 疬

瘰疬是发于颈部的慢性感染性疾患，因其结核累累如贯珠之状，故名，俗称"疬子颈"或"老鼠疮"。本病常见于儿童和青年，相当于现代医学的颈淋巴结核。好发于颈部和耳后，起病缓慢，初起时结核如豆，皮色不变，不觉疼痛，以后逐渐增大窜生，成脓时皮色转为暗红，溃后脓水清稀，夹有败絮状物质，往往此愈彼溃，形成窦道。其病因是情志所伤，肝气郁结化热，脾失健运生痰，痰热互搏结于颈项之脉络而发病；或外感六淫之邪，遇体内湿痰互搏为病；或素体虚弱，肺肾阴亏，灼津为痰，痰火凝结而成。

猪苦胆膏

药物组成 猪苦胆（去皮）5000克，食醋6500克，松香32克。

制法 将胆汁与食醋混匀后置铁锅中，温火煎熬，不时搅拌以防糊底。熬约3～4小时成膏状，兑入松香末和匀即可，装瓶备用。

用法 外敷时药膏应与所触及的淋巴结大小相近，尽量不波及健康皮肤。已溃与未溃者均可敷用。有脓腔及窦道者可用其做成纱条引流。最初应每日换药1次，以后应每2～3日换药1次。

出处 《中医杂志》1985，3

胆汁膏

药物组成 猪或牛胆汁500克，食醋500克，花椒少许。

制法 将胆汁和醋混匀，放入沙锅内文火熬成膏状，备用。

用法 先用少许花椒煎水，清洗患处，再将药膏涂空白布上，贴敷。每日换药1次。如有瘘管、窦道，可将药膏涂在纸上，卷成"药捻"，通入深部。

出处 《中药贴敷疗法》1988，406

夏枯草膏

药物组成 夏枯草适量。

制法 将夏枯草适量用豆腐泔水浸24h（以淹没为度），然后浓煎去渣，再用文火煎熬成膏，用瓷瓶盛贮，倾入好醋，密封瓶口，勿令泄气。

用法 将膏涂于患处，每日3～4次。

出处 《上海中医药杂志》1958，7

五倍子膏

药物组成 五倍子250克。

制法 将五倍子研极细末，另取蜂蜜250克，置锅内用文火熬熟，将五倍子末倾入，搅匀，以不焦煳为度，取出晾干，研末，瓶贮备用。

用法 用时加适量米醋调成膏，涂敷患处，每日或隔日换药1次。

出处 《辽宁中医杂志》1980，4

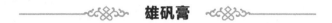

雄矾膏

药物组成 雄黄、明矾、枯矾各等份。根据病情轻重及病程长短取量，一般各20～30克即可。

制法 上药研成细末，混合后，用凡士林适量，调配成膏状，装瓶内备用。

用法 将配制好的药膏置于方形纱布敷料上，涂药范围视肿大淋巴结大小而定，均匀摊开，厚度约10～15cm，然后敷在肿大淋巴结上，用胶布固定。隔日换药1次，8～10次为1疗程。一般使用1～2个疗程。

出处 《中医外治杂志》1992，1（5）：23-24

红信消瘰膏

药物组成 红信（红砒）3克，麝香3克，红皮蓖麻子100粒，普鲁卡因2克，凡士林2克。

制法 首先将红信、麝香及普鲁卡因研为细粉末，加凡士林调成软膏；再把红皮蓖麻子捣成泥浆；然后把两膏混合拌成均匀泥膏，装入瓶内保存备用，另备朱砂粉5克，换药时用。

用法 首先皮肤常规消毒，后用0.1%高锰酸钾溶液冲洗疮面和瘘管。如有表面结痂者，可不必除痂。然后敷膏药，按照疮面的大小和深度灵活应用，药膏要涂均匀，厚度一般不超过1cm。注意药膏不可涂在健康皮肤上。敷好后用无菌丝棉纸3～4层覆盖患处，外加3～4层无菌纱布，盖好后用胶布固定包扎即可。患者涂药膏后，一般不换药，大部分患者的疮面自然分离开。分离开后，在无菌条件下清除疮面的腐肉，冲洗净后，将朱砂粉0.5～1克撒在疮面肉芽组织面上，用无菌丝绵纸和纱布各3～4层覆盖固定，待2～3周丝绵纸自行脱落，疮口组织愈合。

出处 《中医外治杂志》1994，3（2）：17

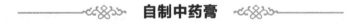

自制中药膏

药物组成 生乳香15克，生没药15克，儿茶12克，生栀子15克，血力花15克，穿山甲12克，生甘草12克，冰片1.2克，麝香0.1克，杏仁12克，元烛62克，松香18克，香油250克。

制法 按处方将上药炮制合格，称量配齐。冰片、麝香、元烛单包。将生乳香等九味药共研为细粉过80～100目筛。取冰片、麝香共置研钵内研细，再与生乳香等细粉继续研匀。把香油、元烛加热熔化，待微凉时加入药物细粉，不断搅拌使之均匀，至冷凝结，瓶装密封。

用法 据病灶大小，取适量药膏摊于清洁白布上，敷于患处。如天凉，药膏凝结，可将贮药瓶置于热水中，待软化再用。忌火烤，每2日换药1次。

出处 《中医外治杂志》1996, 5（4）：42

-----◆◇◆◇◆ **红青膏** ◆◇◆◇◆-----

药物组成 红矾、青黛各3克。

制法 上药研为细末后，再配猪睾丸2个共捣，拌匀调成膏状。

用法 用时将红青膏盖贴于颈淋巴结核，一般外贴2日即可，贴后忌食小米、海味、辛辣之品7日，根据病情可重复1次。

出处 《中医外治杂志》1999, 8（1）：21

第八节 瘘 管

瘘管亦称漏，瘘病之生，或因寒暑不调，故血气壅结所作，或由饮食乖节，狼鼠之精，入于脏腑，毒流经脉，变化而生。皆能使血脉结聚，寒热相交，久则成脓而溃漏也。瘘管为溃疡形成管道，疮孔处流脓经久淋漓不断，体表与脏腑之间相通，具有内口和外口的瘘病类疾病。西医学同名，包括一般化脓性和结核性瘘管。

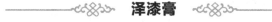
-----◆◇◆◇◆ **泽漆膏** ◆◇◆◇◆-----

药物组成 泽漆。

制法 取洁净泽漆全草熬汁，滤过浓缩成流浸膏状。

用法 较小创面，可用流浸膏直接涂布；较大创面，可用流浸膏纱布覆盖。用量根据创面大小、分泌物多少、腐败轻重，酌情增减。本品有刺激性，可适当加入镇痛剂。

出处 《江苏中医》1961, 8

第九节 痔 疮

痔疮是肛门直肠底部及肛门黏膜的静脉丛发生曲张，而形成的一个或多个柔软的静脉团的一种慢性疾病。通常当排便时持续用力，造成此处静脉内压力反复升高，静脉就会肿大。包括内痔、外痔、混合痔，齿线是区别内痔、外痔的分界线。痔疮症状分为四个等级：第1度为在肛门内肿胀；第2度时痔疮会随排便而脱出，但是排便完后即自动缩回肛门内。到第3度时，则无法自动缩回，必须用手将痔疮推回肛门内。第4度时脱出肛门外无法推回。

刺猬冰片油膏

药物组成 刺猬皮30克，冰片20克。

制法 将刺猬皮烘干炒焦，研细末，与冰片混匀，以陈菜油60克调成油膏即成。

用法 先行肛门坐浴，后将本膏涂于痔疮上。内痔出血及肛裂者，可将油膏涂在纱布上塞入肛内，每日2～3次，5日为1疗程。

出处 《中医肛肠病杂志》1990，4

复方猪胆膏

药物组成 鲜猪胆1个，云南白药2克，冰片末3克。

制法 将猪胆剪破，倾入沙锅内，文火加热，浓缩减半，加入云南白药、冰片末，搅拌成软膏状，离火降温，瓶装备用。

用法 先将肛门洗净，然后将药膏涂于患处，敷料覆盖，胶布固定，保留3小时。若内痔，将药膏搓成条塞入肛内，保留3小时。均每日换1次，1周为1疗程。

出处 《河北中医》1995，1

消痔软膏

主治 嵌顿性内痔。

药物组成 槐花100克，菊花50克，黄连30克，儿茶50克，五倍子100克，地榆50克，甘草50克，明矾30克，冰片10克，凡士林适量。

制法 先将前七味药研细为末，灭菌，然后放入明矾、冰片。将散剂配成30%消痔软膏备用。

用法 患者每次换药前用硝矾洗剂熏洗，取胸膝位，局部用0.5%氯己定棉球消毒，然后取消痔软膏摊于纱布上，用丁字绷带固定在肛门处，用药后30分钟即感疼痛减轻，次日局部水肿见消。每日1次，一般用药5～7日。痔核还纳困难者每日换药2次。

出处 《中医外治杂志》1992，1（4）：17

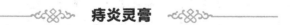

痔炎灵膏

主治 血栓性外痔、炎性外痔。

药物组成 乌药150克，黄柏75克，大黄150克，当归150克，血竭150克，地榆150克，黄连75克，菖蒲75克，红花75克，冰片50克，枯矾50克。

制法 上药共为细末，过120目筛，加凡士林膏1500克调匀，分装容器，高压消毒后备用。

用法 用时局部以1：5000高锰酸钾液坐浴后，将痔炎灵膏涂消毒纱布上敷盖患处，胶布固定。每日换药2次，直至水肿消退，痔核缩小，临床症状消失为止。

出处 《中医外治杂志》1996，5（6）：6

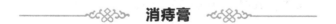

消痔膏

药物组成 冰片10克，芒硝15克，栀子30克，大黄30克，苍术30克，金银花30克，地榆炭60克，槐角炭60克，白芷30克，黄柏30克，五倍子15克。

制法 上药共研细末，过80目筛，装袋备用。

用法 将患处洗净、擦干，取上药膏20克，用茶水及少量凡士林调成膏状，涂于患者肛门周围，纱布覆盖，胶布固定。早、晚各换药1次，10日为1疗程。用药期间保持大便通畅，忌辛辣、生冷、厚燥之品。

出处 《中医外治杂志》2000，9（3）：17

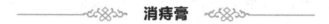

消痔膏

主治 嵌顿性内痔及炎性外痔。

药物组成 大活田螺2个，冰片2克，鲜烟叶10克，鲜仙人掌30克。

制法 先取田螺洗净，连壳捣细，再加鲜烟叶、仙人掌共捣烂，后入冰片，共捣成稀糊膏状。

用法 取上药膏涂于薄膜上，外敷患处，每日换药1～2次。

出处 《中医外治杂志》2001，10（3）：42

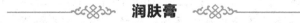

四黄痔疮膏

药物组成 大黄100克，五倍子100克，黄芩80克，黄连20克，黄柏20克，冰片10克，辅料670克。

制法 ①大黄粉碎成粗粉，加60%乙醇适量置容器内，密封、浸渍，连续浸渍3次，放置2日，滤过，合并滤液，回收乙醇，薄膜浓缩至规定量。②取8倍量水煎黄芩粗粉1小时，过滤，保温，药渣用6倍量水重复煎1次，趁热滤过，加盐酸调pH值至1～2。在80℃保温静置24小时，使黄芩苷凝聚析出，滤过，得黄芩苷粗品，将此粗品用热水洗至pH5，滤过，于60℃烘干，得黄芩苷提取物。③黄连、黄柏加水煎煮3次，各2小时，每次煎液滤过，合并，浓缩至规定量。④将大黄浓缩液加入黄连、黄柏浓缩液中，加入黄芩苷提取物，搅匀，加热至80℃，加入羟苯乙酯，搅拌溶解。⑤取羧甲基纤维素钠加入甘油中研匀，再加入上述第4项热溶液，放置数小时后，加入剩余浓缩液，搅匀，将五倍子研成细粉分次少量加入，继续搅匀得稠厚膏体。⑥将冰片、氮酮分别溶于少量乙醇中，加入上述膏体中调匀即得。每克软膏相当于生药0.33克，流通蒸汽灭菌后分装于软膏盒内。

用法 排完大便并予1/5000高锰酸钾溶液坐浴后，用甘油注射器将四黄痔疮膏注入肛内，外痔患者将药膏适量涂患处，无菌纱布包敷，每日1～2次。

出处 《中医外治杂志》2001，10（6）：22-23

第十节 肛 裂

肛裂是常见的肛管和肛门疾病，症状表现为肛管裂口溃疡，不易愈合，排便时及排便后肛门部疼痛剧烈。中青年人、儿童及老年人都可发病，但年长者该病发生率极少。发病率及发病地区各不相同，男女发病机制均等。肛裂可有一个或几个裂口存在，但多数肛裂发生在正中线上，正前或正后。

润肤膏

药物组成 当归、生地黄各15克，麻油150克，黄蜡30克。

制法 先将当归、生地黄入麻油内煎熬，药枯后去渣，投入黄蜡，即成半液状油膏，备用。

用法 每日大便后，洗净创面，然后外用润肤膏涂于裂口处，每日换药1次。

出处 《上海中医药杂志》1964，10

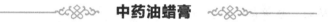

白及油膏

药物组成 白及200克。

制法 将白及用水煎成黏稠状时去渣，将滤液用文火浓缩成糊状，然后和入蛋黄油20克搅匀，瓶装备用。

用法 大便后洗净肛门周围，将油膏涂于患处，敷料覆盖，胶布固定，每日1次，或大便后换药1次。

出处 《中医外治求新》人民卫生出版社，1998，254

中药油蜡膏

药物组成 当归、壮年头发（洗净）、紫草、白芷、乌梅、川楝子各10克，生地黄、龟板各30克，黄蜡、白蜡各10克。

制法 用芝麻子油250mL，先炸龟板、头发约20分钟后，当归、生地黄、乌梅、川楝子、白芷、紫草等熬枯去渣，用120目铜筛过滤，剩药油约200mL入黄蜡、白蜡，文火调匀，勿煎沸，贮瓶备用。

用法 患者取侧卧位，肛门放松，将肛裂创面充分暴露，用1‰苯扎溴铵液冲洗干净，用灭菌棉棒把中药油蜡膏嵌入肛裂创面，然后放1个灭菌干棉球，盖上纱布后，用黏胶布固定。大便时去除，便后用3%的硼酸水冲洗肛门，每日换药1次。如果Ⅲ期肛裂手术治疗，将裂痔、肥大的肛乳头或瘘管切除，术后创面仍可用此药膏，涂后止血效果明显。

出处 《中医外治杂志》1996，5（3）：40

第十一节　甲沟炎

甲沟炎称为嵌甲，多见于大拇指（趾）甲，向侧面生长的甲板长入甲皱襞中，导致疼痛和发炎，影响行走。临床表现为甲沟潮红，肿胀，常引起周围组织发炎，分泌浆液性脓液，造成甲迟缓性动摇、污秽浊、粗糙等，也可继发感染或湿疹化。

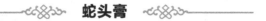

金黄冰片膏

药物组成 金黄散，凡士林，冰片，芒硝。

制法 ①取市售金黄散2份，医用凡士林8份调匀，配成20%金黄膏备用；②取冰片1份，芒硝3份，共研极细末储瓶密封备用。

用法 因指（趾）甲陷入甲周组织过深引起者，应用75%酒精消毒局部，剪除陷入组织中的指（趾）甲；如果甲根甲板上脓液形成、疼痛难忍者，用三棱针点刺排脓；如果指（趾）甲松动者，应剪除部分松动病甲，保持引流通畅。用压舌板取金黄膏2份，冰片芒硝粉1份，在塑料板上调匀，外敷患处，消毒敷料覆盖，胶布固定，每日换药1次。

出处 《中医外治杂志》1996，5（5）：42

蛇头膏

药物组成 蜈蚣、雄黄各等份。

制法 上药共研末，用香油调成膏。

用法 患处常规消毒后，局部用二粉提毒散（由轻粉、枯矾等份，研极细末混合均匀而成）少许点敷，外盖蛇头膏，敷料包扎，每日换药1次。用药后脓腐祛除，红肿消退，症状有明显改善，短则3～5日，长则7～10日。

出处 《中医外治杂志》1999，8（1）：17

第十二节　血栓性浅静脉炎

血栓性静脉炎是指静脉血管腔内急性非化脓性炎症的同时伴有血栓形成，是一种常见的血管血栓性疾病，病变主要累及四肢浅静脉和深静脉。血栓可以引起炎症，炎症也可以引起血栓，两者互为因果。引起静脉血栓形成的病因很多，如创伤、手术、妊娠、分娩、心脏病、恶性肿瘤、口服避孕药及长期站立、下蹲、久坐、久卧受潮湿等，较常见的是由各种外科手术后引发。

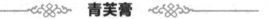

青芙膏

药物组成 大青叶、芙蓉叶各60克，泽兰叶、马齿苋各40克，土贝母、大黄、

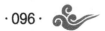

黄连、紫草、汉防己、乳香、没药、川芎、丹参、王不留行、红花各20克，三棱、穿山甲、全蝎各15克，冰片10克。

制法 上药共研细末加凡士林调成30%软膏。

用法 取适量青芙膏敷贴于患部皮肤，膏药范围超过患处1cm，盖上纱布，再用绷带或胶布固定，每24小时换药1次，3次为1疗程，未愈者可继行第2疗程治疗，2个疗程后观察疗效。

出处 《中医外治杂志》1996，5（1）：8

─────── ⌘⌘⌘ **芦荟酢浆草膏** ⌘⌘⌘ ───────

药物组成 芦荟、酢浆草、冰片。

用法 根据病变部位及范围，取芦荟和酢浆草按2：1比例加少许冰片，捣烂敷于病变部位，并包扎。属湿热瘀滞型的采用冷敷法，气滞血瘀型的采用热敷法，即把药膏放在沙锅中加热后敷之。每日换药1次，30日为1疗程。

出处 《中医外治杂志》1998，7（1）：9

第三章　皮肤科常见病

第一节　头　癣

头癣是头皮和头发的浅部真菌感染，根据病原菌和临床表现的不同可分为黄癣、白癣和黑点癣三种。头癣好发于儿童，传染性较强。主要通过被污染的理发工具传染，也可通过接触患癣的猫、狗等家畜而感染。

黄癣俗称"秃疮"或"癞痢头"，好发于儿童，成人也可感染；典型皮损为盘状黄豆大小的黄癣痂，中心有毛发贯穿，愈后形成萎缩性疤痕；病发参差不齐，干枯无光泽，永久性秃发。白癣：主要见于儿童；典型皮损为初发较大的鳞屑性母斑，周围继发较小的卫星状子斑，青春期后自愈，愈后不留疤痕；病发周边白套，且常距头皮 2～3mm 处折断。黑点癣：好发于儿童，成人也可感染；典型皮损为多数散在鳞屑性小斑，愈合可有小片疤痕；病发刚出头皮即折断，残端呈黑点状。

小哈蟆膏

药物组成　活小哈蟆。

制法　将哈蟆杆如膏。

用法　煎热洗米水擦破患处并拭干，将该药涂患处，外用布包裹，次日去膏，再用米汤洗净再涂。

出处　《福建中医药》1959，9

苦楝子油膏

药物组成　苦楝子。

制法　将苦楝子焙黄，研细末，以熟猪油或植物油调制成50%的油膏。

用法　先将头发剃光，清水洗净，再用10%明矾水洗1遍，擦干，然后在患处涂以苦楝子油膏，并用力摩擦使之透入。每日1次，10次为1疗程。

出处　《江西中医药》1959，3

硫楝松枣膏

主治　小儿头癣。

药物组成　升华硫12克，川楝末12克，松香12克，红枣炭12克，枯矾1.5克，铅丹1.5克，花椒2克。

制法　上药共为细末混匀装瓶备用。

用法　用时根据疮面大小取适量药末以凡士林调匀。外涂时从外向内螺旋涂搽（在发际部使用、以发际为限）。治疗前最好先剃去头发，以便治疗，敷药前先用热水和肥皂洗头，以加速去除头皮上的鳞屑、痂及病发，使所敷药膏效果更好，每日1次。

注意　①必须坚持治疗，忌用手搔抓。②对患儿的生活用具如毛巾、帽子、枕套、梳子、衣服、被单等进行煮沸消毒，以防止再感染。③家庭中如有病猫、病狗应及时处理。④剃下头发应烧掉。

出处　《中医外治杂志》2004，13（4）：50-51

第二节　手足癣

手足癣是发生于掌、跖与指、趾间皮肤的浅部真菌感染。致病菌主要有红色毛癣菌、须癣毛癣菌和絮状表皮癣菌。足癣俗名"香港脚"，又叫脚气、脚湿气。症状为脚趾间起水疱，脱皮或皮肤发白湿软，也可能是糜烂或皮肤增厚、粗糙、开裂，可蔓延至脚底及脚背边缘，剧痒，必须抓破为止。

足癣方

药物组成　密陀僧60克，硫黄30克，硼砂75克。

制法 上药共研细末，加凡士林适量调匀。

用法 先将足用温开水洗净，然后涂敷上药，每日2次。

出处 《上海中医药杂志》1957，3

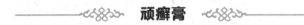

顽癣膏

药物组成 大风子12克，白芷12克，枯矾12克，硫黄9克。

用法 上药共研细末，过100目筛，适量猪油调成膏状，涂搽患处，并用手轻轻按摩，使药直达病所，后用火烘干，每日2次，1次30分钟，7日为1疗程，各疗程间隔1日。治疗期间禁辛辣，尽量减少碱性溶液、有机溶液等刺激。

出处 《中医外治杂志》2005，14（3）：43

赤小豆膏

主治 足癣。

药物组成 赤小豆、枯矾等份。

制法 上药研成细末，过80目筛后黑醋调和如糊状，用瓷罐或广口玻璃瓶密闭收藏备用。

用法 每日以赤小豆膏敷脚部患处，范围尽量大些，干后再敷，次数不限。用纱布包裹以免药物脱落。因赤小豆其性最黏，干后难揭，为了延长药物疗效可在赤小豆膏干时用药棉蘸醋润之。20日为1疗程，2个疗程后评定疗效。为了减少复发，在症状和体征消失后要继续治疗一段时间，以便彻底清除邪毒。

出处 《中医外治杂志》2006，15（2）：9

第三节 体癣、股癣

体癣是指发生于除头皮、毛发、掌跖、甲板以外的平滑皮肤上的一种皮肤真菌感染。股癣则指发生于腹股沟、会阴和肛门周围的皮肤癣菌感染。

体癣患者常感瘙痒，病久者因经常搔抓，可引起局部湿疹样改变，或继发细菌感染。该病可发生于任何年龄，多见于儿童，其次是青壮年男性，另外有免疫缺陷疾病，比如艾滋病等，以及长期使用皮质激素的病人，感染部位可遍及全身。股癣可单侧或双侧发生，基本损害与体癣相同，但由于该部位温暖潮湿，易摩擦，常表现为下侧边界清楚、炎症明显的红斑。病久者，皮损可失去典型表现，或因搔抓致浸润增厚、苔藓样变。

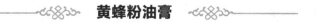

松乌膏

主治 股癣。

药物组成 松香15克，乌洛托品10克，花椒4克，硫黄15克，凡士林适量。

制法 上药分别研极细末，混合后加凡士林适量，熔化搅拌均匀即成膏，装瓶备用。

用法 先将患处洗净，涂擦本软膏，每日3次，一般3~5日即可。

出处 《河南中医》1983，5

黄蜂粉油膏

主治 体癣。

药物组成 轻粉5克，雄黄50克，露蜂房20克，冰片2克，蛋黄油适量。

用法 将前四味药研细粉，混合均匀后装瓶备用，注意密封，临用时炼取新鲜鸡蛋蛋黄油适量，将所制药粉调成稠膏状，涂于皮损局部，每日2次，10日为1疗程。

出处 《中医外治杂志》1999，8（6）：49

第四节 甲 癣

甲癣俗称"灰指甲"，是发生在指（趾）甲上的癣。通常是先由一个指（趾）甲开始出现灰白色斑点，逐渐扩大，指（趾）甲变厚而松脆，高低不平，失去光泽，有的翘起或残缺不全，也可形成甲剥离，触及疼痛，可引起感染发生甲沟炎。

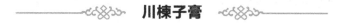

川楝子膏

药物组成 川楝子10枚。

制法 川楝子去皮，加水浸泡至软，用手捏成糊状；亦可用川楝子加水捣成膏状，加适量凡士林调匀。

用法 将患处浸泡于糊剂中1小时，每日1次；或用膏剂厚涂于患指（趾），外用纱布、胶布固定，每2日更换1次。

出处 《浙江中医杂志》1987，8

第五节　神经性皮炎

神经性皮炎又称慢性单纯性苔藓，是以阵发性皮肤瘙痒和皮肤苔藓化为特征的慢性皮肤病。好发于颈部、四肢、腰骶，以对称性皮肤粗糙肥厚、剧烈瘙痒为主要表现。为常见多发性皮肤病，多见于青年和成年人，儿童一般不发病。夏季多发或季节性不明显。本病与中医的"牛皮癣"、"摄领疮"等相类似。因风湿蕴肤，经气不畅所致。

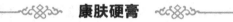

康肤硬膏

主治 局限性神经性皮炎、结节性痒疹、局限性慢性湿疹。

药物组成 大枫子、制马钱子、苦杏仁各30g，川乌、草乌、全蝎、斑蝥、蜈蚣、硇砂各15g，麻油750g。

制法 诸药放入麻油中炸枯，过滤去渣，再炼至滴水成珠，兑入樟丹适量收膏，取出浸入冷水中去火毒，同时摊在纸上备用。

用法 视损害大小贴之，3～5天换一次。

出处 《中医皮肤科诊疗学》

复方黄升软膏

药物组成 黄升3克，黄柏6克，枯矾少许，凡士林适量。

制法 将黄升、黄柏、枯矾研为细末，用凡士林调制成30%软膏备用。

用法 局部外敷，每日1～2次。

出处 《浙江中医杂志》1959，11

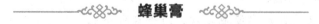

蜂巢膏

药物组成 新鲜露蜂房1个（约9～15克），明矾30克，樟脑15克，米酒250克

（75% 酒精亦可）。

制法 将蜂房火烤存性，加入明矾共研成粉。将樟脑放入米酒中浸泡1周后，再将这些药物混合，微火煮成半糊状即成蜂巢膏。

用法 将患处洗净，刮去皮屑，涂蜂巢膏。每日换药1次。

出处 《赤脚医生杂志》1977，9

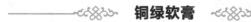

铜绿软膏

主治 局限性神经性皮炎，瘙痒剧烈，影响睡眠及工作者。

药物组成 铜绿、官粉、密陀僧、松香、黄蜡各32克，香油500克。

制法 将香油煮开，离火，然后加入黄蜡及松香，待药冷却后加入官粉、密陀僧及铜绿，须快速搅拌（避免沉淀），制成软膏。

用法 先将病变周围涂抹1圈凡士林，以保护正常皮肤，然后在病变处涂上1层1.0～1.5mm厚的铜绿软膏，再用纱布包好。每日1次。

出处 《上海中医药杂志》1959，8

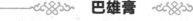

巴雄膏

药物组成 巴豆（去壳）30克，雄黄3克。

制法 上药共研调如膏。

用法 用3～4层纱布包裹，每日擦患部3～4次，每次1～2分钟，直至痒感消退为止。

出处 《中医杂志》1962，1

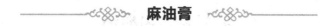

麻油膏

药物组成 朱砂、全蝎、轻粉（后入）各10克，白藓皮、防风、皂刺、首乌（酒炒）各20克。

制法 上药共研细末。另取麻油90克，煎至微热时加食醋25克，再煎至无沫时，加入以上药末，调成糊状即成。

用法 将药膏涂于患处，然后用TDP（电磁波）治疗器照射30分钟，照射距离30～40cm，照射结束后将药膏擦去，每日1次。

出处 《河南中医》1990，5

第六节　接触性皮炎

接触性皮炎是指人体接触某种物质后，在皮肤或黏膜上因过敏或强烈刺激而发生的一种炎症。多数急性发作，如反复接触，可演变成慢性。中医学根据接触物的不同，而分别命名，如"马桶癣"、"漆疮"、"膏药风"等。中医学认为，由于禀性不耐，皮毛腠理不密，一旦接触某些物质，如药物、化纤之品、花草等，就会引起邪毒外侵皮肤，郁而化热，邪热与气血相搏而发病；或素体湿热内蕴，复外感毒邪，两者相合，发于肌肤而成。现代医学认为，本病主要由过敏反应与直接刺激引起。

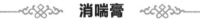

消喘膏

主治　变应性接触性皮炎。

药物组成　白芥子21克，细辛21克，甘遂12克，延胡索21克。

制法　上药共研细末，姜汁调成膏状。

用法　伏天时每次选穴7～9个，每穴敷药膏3克。4～6小时后将药膏取掉；隔10日1次，共3次，连贴3年。

出处　《中医外治杂志》1998，7（1）：17

第七节　银屑病

银屑病又称牛皮癣，是一种常见红斑鳞屑性皮肤病。该病病程缓慢，有强烈的复发倾向，与中医的"白疕"、"松节癣"类似。

初起表现为红色点状斑丘疹，逐渐扩大。部分融合成境界清楚的斑块。表面覆有多层白色鳞屑，刮去鳞屑，红斑上可见发亮的薄膜，再刮去薄膜，可见有小出血点，分别称"薄膜现象"和"点状出血"，此为银屑病的典型特征。寻常型银屑病一般分为3期。进行期新疹不断出现，旧疹持续扩大，基底炎症明显，常出现同型反应。静止期新疹不再出现，基底炎症减轻，皮疹多呈斑块状、地图状。恢复期皮疹变平变淡，炎症消退，鳞屑减少，四周出现白晕。进行期皮疹可发生在全身的任何部位，静止期主要局限于头部和四肢的伸侧。除寻常型银屑病外，还有脓疱型、关节型、红皮病银屑病等。

五味消毒膏

药物组成 花椒、明矾各30克，硫黄、食盐、火硝各120克，猪油适量。

制法 先将前五味药研细末过筛，再把药末和猪油捣成膏。

用法 先将患处洗净擦干，然后涂此膏，每日1～2次。皮损面积大者可用消毒纱布包扎，以愈为度。

出处 《四川中医》1986，7

牛皮癣软膏

药物组成 白信石0.3克，明雄黄9克，硫黄、轻粉、枯矾、川槿皮、硼砂各15克，川黄连3克，冰片0.6克，密陀僧、甘草各30克，海桐皮45克。

制法 上药共研细末，取药末4份，加凡士林6份调和为膏，盒装备用。亦可以70%酒精浸泡制成酊剂外擦。

用法 先除去皮损部鳞屑，后以软膏涂擦，每日2～3次。此药有毒，不可入口，皮损破溃糜烂或红肿者勿用。

出处 《中医外治求新》人民卫生出版社，1998：295

灭癣膏

主治 各种顽固性牛皮癣、银屑病、神经性皮炎。

药物组成 川乌、草乌、大风子、木鳖子、狼毒、血竭、雄黄各9克，槟榔、苍术、黄柏、芫荽各12克。

制法 先将血竭、雄黄取出另研细末，后与余药调细和匀，用凡士林调成20%软膏。

用法 每日涂擦1次。本药具有毒性，不可入口。上药前，以皂角50克煎洗患处更佳。一般不留瘢痕，以20日为1疗程。严重者用药2个月。

出处 《中医外治杂志》1993，2（3）：20

平银糊膏

药物组成 黄芪、丹参、白芷、青黛、狼毒。

制法 上药按8：8：5：5：1比例制成粉剂，加甘油、10%二甲基亚砜适量配制。

用法 取上药膏约2克敷脐，用医用胶布贴盖，每2日换药1次，30日为1疗程。

出处 《中医外治杂志》1999，8（3）：4

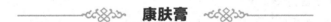

银屑膏

药物组成 蜈蚣10条，斑蝥20个，硫黄15克，狼毒50克，轻粉9克，冰片5克，蜂蜡40克，麻油200克。

制法 将蜈蚣、斑蝥、硫黄、轻粉、冰片分别粉碎成细粉，过100目筛，混匀。取麻油放于铁锅内加热至150℃，加入狼毒饮片炸至枯黄色，捞去药渣，过滤后加入蜂蜡，使之熔化，然后离火，待油温降至60℃，边搅拌边加入药粉，至冷凝成膏，贮于容器内备用。

用法 使用前将患处用温水洗净、擦干，把银屑膏涂于纱布之上，敷于患处即可，每日换药1次，20日为1疗程。

银屑膏内含有毒成分，适用于银屑病寻常型无溃破者，对于化脓型则不宜。

出处 《中医外治杂志》1999，8（4）：45

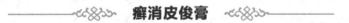

康肤膏

药物组成 轻粉10克，硫黄20克，密陀僧20克，全蝎6克，蜈蚣11条等；醋酸氟轻松软膏、克霉唑软膏、皮炎平软膏、红霉素软膏、氯霉素注射液、维生素B_{12}注射液各1支。

制法 以上中药共研极细末，以西药膏剂、针剂为基质共调匀，装瓶备用。

用法 只能外用，切忌入口。每日按皮损范围外擦2次，早晚各1次。15日为1疗程，一般只需1～2个疗程。重者需3个疗程。

出处 《中医外治杂志》1999，8（6）：9

癣消皮俊膏

主治 寻常型银屑病。

药物组成 斑蝥3克，芒硝25克，儿茶15克，苦参10克，枯矾10克，轻粉15克，雄黄10克，油牛皮25克，冰片15克。

制法 上药分别研成极细粉末。

用法 用凡士林将上药粉调成膏状抹在患处，每日1～2次，起泡即停。一般情况下，痂掉后癣即消退，若癣块不退，可如法再抹药。

出处 《中医外治杂志》2002，11（6）：44

第八节　斑　秃

斑秃是一种骤然发生的局限性斑片状的脱发性毛发病。其特点为病变处头皮正常，无炎症及自觉症状，常于无意中发现，头部有圆形或椭圆形脱发斑，秃发区边缘的头发较松，很易拔出，斑秃的病程缓慢，可持续数月至数年。本病可自行缓解又常会反复发作。斑秃中约有5%～10%的病例在数天内或数月内头发全部脱光而成为全秃，少数严重患者可累及眉毛、胡须、腋毛、阴毛等，全部脱光称普秃。本病属中医学的"油风"范畴，俗称"鬼剃头"。

川楝子膏

药物组成 川楝子25克，熟猪脂油（或凡士林）50克。

制法 川楝子（剖开去核，取肉，焙，存性）研极细末，用熟猪脂油，共调拌成糊状药膏。

用法 先将残余毛发全部清除，再将脓血、血痂疤彻底洗净（用食盐水洗，或硼酸水亦可），拭干后涂上药膏，用力摩擦使其润透，每日清洗换药，局部暴露，不戴帽子或绷带覆盖。

出处 《中医杂志》1962，9

第九节　面部色斑

面部色斑是指颜面出现黄褐色或者淡黑色斑片，平摊在皮肤上的一种皮肤病，多发于青壮年，女性多于男性。色斑的病因西医一般认为内分泌失调是主要原因之一，其他如药物或者疾病也可促使色斑发生。中医认为，凡是脏腑功能失调，气血不荣，管道不畅，淤毒内生，妇女月经不调等均可以引起色斑。

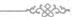

五白膏

主治 面颊部黄褐斑。

药物组成 白及、白芷各6克,白蔹4.5克,白附子6克,白丁香4.5克,密陀僧3克。

制法 上药共研细末,每次用少许药末放入鸡子清或白蜜内搅成稀膏。

用法 晚睡前先用温水浴面,然后将此膏涂于斑处,晨起洗净。

出处 《新中医》1980,6

陀僧当归乳膏

药物组成 密陀僧、当归。

制法 将精炼密陀僧研末,当归煎汁,用优质护肤膏作基质制成陀僧当归乳膏。

用法 先用洗面奶或温水清洁患部,用0.5~1克乳膏涂于患部,色素斑较深的部位可多涂一些,然后按摩1~3分钟,每日早晚各1次。

出处 《湖南中医杂志》1996,1

柿树叶膏

药物组成 青嫩柿树叶、白凡士林。

制法 青嫩柿树叶晒干,研细末,取30克与白凡士林30克调匀成雪花膏状。

用法 每晚临睡前将此膏涂擦患处,早起洗去,一般连擦半个月至1个月起效。

出处 《上海中医药杂志》1982,3

三白退斑膏

药物组成 浙贝母、白及、白附子。

制法 上药研极细末,加入一叶兰软膏基质中制成。每盒40克。

用法 每日早晚将此膏各涂擦1次。

出处 《陕西中医》1987,2

玉容祛斑膏

药物组成 天花粉。

制法 天花粉研极细末,与适量鸡蛋清调匀成膏。

用法 先用热水将脸洗净,并用热毛巾将面部皮肤捂热,同时将药膏涂于面斑

下篇 膏药临床篇

上，每日午休和夜睡前各1次，起床后将药洗去，连用1～3个月。

出处　《中国当代中医名人志》，724

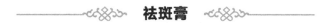

祛斑膏

主治　黄褐斑。

药物组成　制硫黄、密陀僧、冰片各1克。

制法　上药研极细末，加入维生素E注射液5毫克和白凡士林10克调匀，瓶装备用（根据需要可按比例配用）。

用法　早晚用凉水清洗患部，再涂祛斑膏，并加以按摩至局部发热为度。用药期间可出现患部及周围正常皮肤颜色变黑，这属正常反应。

出处　《中医外治杂志》1999，8（3）：42

第十节　痤　疮

痤疮相当于中医学的"肺风粉刺"，是在颜面部及胸背等处发生的炎症性丘疹，挤之有米粒碎样白色粉质，因而俗祢"粉刺"。是一种毛囊、皮脂腺的慢性炎症。本病多发于青年男女，青春期过后一般可自然愈合。其病因复杂，至今尚未明确，但一般认为，主要与以下四种因素有关：雄激素与皮脂腺功能亢进、毛囊皮脂导管的角化异常、毛囊皮脂单位中微生物的作用、炎症及宿主的免疫反应。

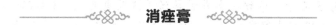

消痤膏

药物组成　夏枯草、羌活、海藻、白芷、僵蚕各6克，黄连1.5克，冰片少许。

制法　上药共研细末，以白蜂蜜60克调成膏。

用法　每晚用上药膏直接涂于患处，早晨去掉，10次为1疗程。

出处　《安徽中医学院学报》1990，1

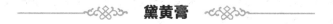

黛黄膏

药物组成　山慈菇30克，青黛10克，黄柏10克，大黄10克，硫黄5克。

制法　上药共研细末，加入105克凡士林中，调匀，装瓶备用。

用法 每晚睡前温开水洗脸后，将药膏涂于面部患处厚约2～3mm，上覆消毒纱布块，次日清晨用茶叶水将药膏洗去，每晚1次，7日为1疗程。

出处 《中医外治杂志》2003，12（4）：52

第十一节　冻　疮

冻疮是一种由寒冷所致的末梢部局限性炎症性皮肤病。多见于儿童和末梢血运不良者，常反复发作。皮损好发于手、足、耳、面等暴露部位。表现为肿胀性紫红色斑块，局部温度变低，按压时可褪色，压力除去后，红色逐渐恢复；病情严重时可出现水疱、大疱，后者破溃后形成糜烂、溃疡，愈后留有色素沉着或萎缩性瘢痕。盘状红斑狼疮、系统性红斑狼疮和冷球蛋白血症患者也常出现冻疮样皮损。

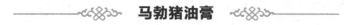

萝麻归黄膏

药物组成 ①萝卜1个，麻油适量。②当归、黄柏、麻油各适量。

制法 ①将萝卜中间挖1个圆洞，把麻油倾入萝卜中，再将萝卜放入木炭火中烧，待麻油滚后即可取其油，备用。②将当归、黄柏与麻油混合物放入铜管器内，置于火上熬至二味药焦枯，用纱布过滤，再将所滤之药油放入钢皿内再熬至10分钟左右，然后放适量蜂蜡，待蜂蜡溶解，将药油拿起待冷成软膏即可使用。

用法 ①方适用于轻型冻伤者。用无菌棉花蘸药油涂于患处（用热涂）。②方适用于重型、有溃疡者。用硼酸水或甘草汤（浓茶也可），将患部洗净后用无菌棉花擦干局部，再将药膏摊在纱布上，敷在患处，每日1次，重者每日2次。

出处 《福建中医药》1958，1

马勃猪油膏

药物组成 熟猪油或凡士林油100克，马勃粉50克。

制法 将熟猪油或凡士林熔化后，加入马勃粉50克，调匀，冷却成膏状，备用。

用法 将药膏外敷患处，每日3次。

出处 《浙江中医药》1979，3

四石散软膏

药物组成 赤石脂50克,炉甘石60克,滑石40克,煅石膏40克,凡士林500克。

制法 先将赤石脂、煅石膏研成粉,并过100目筛,把四味药混合研匀,凡士林加热熔化,离火后将四石散倒入容器中不断搅拌至凡士林凉透即可使用。

用法 将药膏涂在消毒纱布上贴于患处,胶布固定。有脓性分泌物或疮面污染者须用生理盐水清洗创面。

出处 《中医外治杂志》1996,5(1):43-44

防冻膏

药物组成 当归30克,川芎30克,紫草20克,白芷15克,樟脑30克,辣椒60克,香油600mL,白蜡50克。

制法 取香油600mL放入锅中,然后把以上中药放到油锅里,除樟脑外,用油将药炸枯后去药渣,后下白蜡、樟脑,放凉即成。

用法 外用。

出处 《中医外治杂志》1997,6(6):5

治冻膏

药物组成 10毫克654-2片(消旋山莨菪碱片)100粒,干姜50克,肉桂50克,海螵蛸50克,血竭20克,蜈蚣10条,樟脑50克,凡士林250克。

制法 上药共研极细末备用,把凡士林加热熔化后再兑入药末,不断搅匀,待冷后成膏。

用法 未溃者以本膏外擦,每日3~5次,并不断搓擦至皮肤潮红为度。已溃者视溃面大小,以本膏摊纱布上外敷,隔日换1次。

出处 《中医外治杂志》1998,7(3):18

冻疮乳膏

药物组成 细辛、川椒、桂枝、秦艽、白芷、三七、生大黄、丹参各25克,生甘草、樟脑各50克。

制法 先将上药(除樟脑外)用水适量浸1日,煎后去渣,过滤,取药液610mL。将油相(硬脂酸100克,白凡士林200克)和水相(三乙醇胺10mL,吐温30mL,甘油50mL,中药液610mL)分别盛入两个容器中,同时加热至70~80℃,待两相温度相等时,将油相慢慢倒入水相中,边倒边搅拌,然后加入预先研细的樟脑末，搅拌，冷却后即成淡黄色半固体状冻疮乳膏，分装备用。

用法 将药物涂于患部，并反复涂搓3～5分钟，每日3次。

出处 《中医外治杂志》1999，8（6）：30

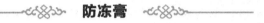

云南白药膏剂

药物组成 云南白药10克，65％乙醇2mL，冰片适量。

制法 上药混匀调成糊状备用。

用法 将局部用温水洗净，而后将药膏涂于患处，用纱布包扎即可，早晚各1次，坚持使用2～3日。

出处 《中医外治杂志》2001，10（2）：32

防冻膏

主治 复发性冻疮。

药物组成 药用红尖辣椒12克，红花20克，三七25克，肉桂30克，干姜30克，细辛15克，当归50克，樟脑50克，红参60克，麻油750克，蜂蜡180克。

制法 先把前七味药纳油内浸3日，文火炸至焦黄微枯，滤出药油去渣。取药油微火加热至约100℃时入黄蜡化尽，然后将药油离火，用桑树枝边搅边下入研好的极细的樟脑末和人参末，冷却后将药膏挖出，反复充分调匀，以有色大口瓶收贮备用。

用法 使用时取药膏少许涂擦于原冻伤部位，用手掌轻轻按摩至局部发热潮红。每日3～5次，并注意保暖，直到天气变暖为止。

出处 《中医外治杂志》2001，10（3）：15

自制冻疮膏

药物组成 阿托品0.3毫克、500片，维生素E 5毫克、100片。

制法 上药共研成极细药粉，与凡士林500克同放在容器内水浴熔化，搅匀后装瓶备用。

用法 Ⅰ、Ⅱ度患者用热毛巾（以患者能耐受为度）热敷10～20分钟，擦干后用自制冻疮膏涂擦患处，并轻轻按摩数分钟，每日1～2次；Ⅲ度冻疮需用双氧水冲洗患处，用苯扎溴铵棉球擦洗干净后涂药膏，并予包扎，每日换药1次，继发严重感染者可酌情给予抗生素治疗。

出处 《中医外治杂志》2002，11（3）：20-21

第十二节　酒渣鼻

酒渣鼻是一种主要发生于面部中央的红斑和毛细血管扩张的慢性皮肤病。因鼻色紫红如酒渣故名酒渣鼻。由肺胃积热上蒸，复遇风寒外袭，血瘀凝结而成；或嗜酒之人，酒气熏蒸，复遇风寒之邪，交阻肌肤所致。近年来发现90%以上患者在皮损处可找到毛囊虫（螨），因此，认为其发生与毛囊虫寄生有关。治宜宣肺气化滞血，行营卫流通，以滋新血，乃可得愈。本病以颜面部中央的持续性红斑和毛细血管扩张，伴丘疹、脓疱、鼻赘为临床特征。多发生于中年，男女均可发病，尤以女性多见。西医亦称之为酒渣鼻。

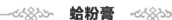
蛤粉膏

药物组成　蛤粉15克，轻粉7.5克，青黛4.5克，黄柏7.5克，煅石膏15克。

制法　上药共研细末，加50mL麻油调成软膏。

用法　先以温水浴面，然后取以上药膏涂于患处，早晚各1次。如药膏过稠，临用时可加适量冷开水。

出处　《中级医刊》1958，11

蠕形螨膏

药物组成　升华硫1克，轻粉0.05克，水杨酸1～1.5克，中华或两面针牙膏10克。

制法　先将轻粉、水杨酸放入研钵研为细末，加升华硫调匀，然后把药物牙膏掺入，用一次性筷子反复调拌。

用法　每日涂患处1～2次，10日为1疗程。用药期间忌辛辣食物。

出处　《中医外治杂志》2003，12（2）：46-47

第十三节　寻常疣

寻常疣中医称"千日疮"，俗称"刺瘊"、"瘊子"等，是由病毒感染引起的皮肤病。好发于面部及手背。初期在正常的皮肤上，出现针头大小的丘疹，逐渐

第三章　皮肤科常见病

发展成黄豆大小，甚至更大的刺状突起；边界清楚，表面粗糙干燥，呈乳头样增生，高低不平，强行剥离易出血；数目不定。

水晶膏

药物组成 生石灰50克，粳米50粒。

制法 上药与饮用水（以浸埋石灰为度）共置玻璃容器内，密封备用，春季3日，夏季1日，秋季5日，冬季7日。开启后搅拌均匀即可使用。

用法 视疣之大小，在胶布中间剪一孔套贴疣体，保护周围正常皮肤，将适量水晶膏用竹签点敷其上，易摩擦处可用胶布贴盖。

注意事项 治疗期间勿以水渍患处，以免创面感染；勿用于小儿；敷药不易超出疣体。

出处 《中医外治杂志》1999，8（1）：15

第十四节　扁平疣

扁平疣是由人类乳头状瘤病毒所致，中医称之为"扁瘊"。好发于青少年。皮疹为米粒到黄豆大扁平隆起的丘疹，表面光滑，质硬，浅褐色或正常皮色，圆形、椭圆形或多角形，数目较多，多数密集，偶可沿抓痕分布排列成条状。一般无自觉症状，偶有微痒。好发于颜面、手背及前臂等处。病程缓慢，时或突然自行消失，但亦可持续多年不愈。

半斑膏

药物组成 生半夏、斑蝥各等份。

制法 上药共研极细末，用10%的稀盐酸调成糊状备用。

用法 先将扁平疣进行消毒，然后用消毒的小梅花针叩打疣的顶端，待微微出血，将药涂于顶端，涂后稍有烧灼感，继而干燥结痂，1周后可脱痂痊愈。

出处 《河南中医》1983，6

第十五节　尖锐湿疣

尖锐湿疣是由人类乳头状瘤病毒引起的一种表皮呈疣瘤状增生的性传播疾病，又称"生殖器疣"，俗名"臊瘊"。中医认为本病的发生是由于气血失和，腠理不密，加之房事不洁，感受秽浊之邪与风邪相搏，凝聚肌肤而成；或肝虚血燥、筋脉不荣、湿热毒邪浸淫所致。又因湿邪黏滞，阻碍气机，气化不利，湿热内蕴，流注于阴部而发病。

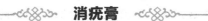

消疣膏

药物组成　板蓝根、马齿苋、土茯苓、金银花、黄柏、苍术、夏枯草各50克，桃仁、红花、香附、露蜂房、百部、木贼草各30克，生甘草20克。

制法　上药烘干后，共研细末，蜜水各半调拌如厚糊状备用。

用法　清洁外阴后，将消疣膏敷于患处，每日2次，7日为1疗程。

出处　《中医外治杂志》1997，6（3）：29

第十六节　带状疱疹

带状疱疹是由水痘带状疱疹病毒引起的，沿周围神经分布的以群集疱疹及神经痛为特征的病毒性皮肤病。带状疱疹在祖国医学称为"缠腰火丹"，俗称"缠腰龙"。发病前局部皮肤先有灼痛，伴轻度发热、疲倦无力等全身症状。但也可以无前驱症状，经1～3日后，皮肤陆续出现散在红斑，继而在红斑上发生多数成簇的粟粒大至绿豆大小的丘疱疹，并迅速变为水疱。水疱壁紧张，光亮，疱水澄清，水疱表面有小凹陷。数日后疱液混浊化脓，破溃后形成糜烂面，最后干燥结痂，痂脱落后留下暂时性红斑。一般病程约2～4周。疱疹分布多位于一侧，排列成带状，有时偶可超过躯干中线，这是由于神经末梢横过中线所致。胸、颈及面部三叉神经分布区为好发部位。少数患者可有后遗神经痛。

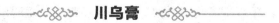
中药1号泥膏

药物组成 五倍子、生黄柏、伸筋草、生半夏、面粉各等份，食醋适量。

制法 将五倍子与面粉炒至熟放冷，然后与黄柏、生半夏、伸筋草共研细末，过筛成粉即外敷1号粉。

用法 将药粉用醋调成糊状，大火煮熟。用本泥膏外敷于病变部位，用白麻纸贴其上，再用胶布或布带固定。每日或隔日换药1次。

出处 《陕西中医》1981，1

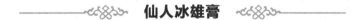
川乌膏

药物组成 川乌、草乌、当归、象皮、木鳖子、桂枝、穿山甲、独活、大黄、白芷、乌药、川芎、赤芍。

制法 用芝麻油（香油）、红铅丹粉，按传统的硬膏剂制成。

用法 将膏药用热软化后，依照疱疹病灶部位给予局部贴敷，贴敷的面积和局部病灶部位要相对应，不管疱疹大小，破裂与否，均可贴敷，让患者贴3日后揭下膏药，加热软化后再给予贴敷。连续贴敷1周后基本症状消失，如局部仍有疼痛或不适感，再继续贴敷10日左右。

出处 《陕西中医》2005，26（11）：1177-1178

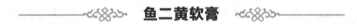
仙人冰雄膏

药物组成 仙人掌、冰片、雄黄。

制法 取仙人掌适量去刺。冰片、雄黄两者以比例为3：2研细和仙人掌一起搗成糊状。

用法 取药膏均匀涂敷于患处。每日1次，连续外敷直至痊愈。

出处 《中医外治杂志》1996，5（6）：43

鱼二黄软膏

药物组成 大黄20克，黄柏15克，冰片10克。

制法 上药共研成细末，以蒸馏水调成糊状，再取鱼石脂软膏150克，与之搅拌均匀即成。

用法 皮肤常规消毒后，将上述软膏摊涂于无菌纱布上约2～3mm厚（摊涂面积大于皮损面积），贴敷患处，隔日换药1次，同时，取患侧龙眼穴（位于小指第二关节外侧，握拳时小指第二关节横纹处），消毒后以三棱针迅速刺破皮肤

2 ~ 3mm深，挤出恶血数滴，无菌棉球拭净覆盖，隔日1次。

出处 《中医外治杂志》1998，7（3）：26

蜈蚣雄黄膏

药物组成 蜈蚣3条，雄黄30克，黄柏10克。

制法 上药共研细末，凡士林调匀配成软膏备用。

用法 常规消毒皮损部位，按皮损面积大小将药膏涂于患部，每日2～3次。

出处 《中医外治杂志》1999，8（3）：12

地榆蜈蚣膏

药物组成 地榆30克，紫草18克，蜈蚣6克，凡士林适量。

制法 前三味药研细粉，用凡士林适量调匀。

用法 每次用药适量涂于患处，每日2次。

出处 《中医外治杂志》2000，9（6）：49

金黄膏

药物组成 如意金黄散20%，凡士林80%。

制法 上药调成膏状备用。

用法 用时将金黄膏平摊在消毒纱布上，金黄膏上再放单层庆大霉素纱条，然后敷在疮疡处，每日或隔日换药1次。

出处 《中医外治杂志》2004，13（4）：16

第十七节 湿 疹

湿疹是一种最常见的过敏性炎症性皮肤病，一般分急性、慢性两种。急性湿疹好发于四肢曲侧、面部、手部等，婴幼儿多发于头面部。皮疹可表现为红疹、丘疹、水疱、糜烂、渗液、结痂等，边界不清，阵发性剧痒。如继发感染，可出现脓疱。慢性湿疹多由急性湿疹反复发作所致，皮损局限，皮疹呈红色，表面干燥脱屑，皮肤浸润增厚，伴有色素沉着，边界清楚，病程缓慢，常有急性发作。

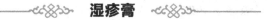

乌龙膏

药物组成 松香120克，表心纸2张，香油250克。

制法 松香研碎为末，用表心纸包裹为长条，然后用香油浸透。用碗接点燃后流下的药液，候凉备用。

用法 湿疹周围用淡盐水洗净，然后用药液涂患处即可。每日5～6次。

出处 《中医外治杂志》1997，6（1）：19

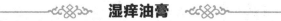

湿疹膏

药物组成 寒水石150克，地肤子、顶青黛各60克，煅石膏150克，川黄柏、土槿皮、嫩藜芦、金炉底、枯矾各60克，轻粉9克，苦参、老松香各60克，百部、方八各30克，飞滑石、五倍子各60克。

制法 上药共研成极细末，加入麻油或凡士林调成厚糊状备用。

用法 如湿疹有痂，须先用2%硼酸溶液拭去，再用消毒棉球吸干渗出液，然后涂上湿疹膏，盖上纱布，并包扎好，每日换药1次。如湿疹在颊部或其他露出部位，涂药后不必用纱布包扎。

出处 《上海中医药杂志》1959，8

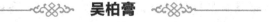

湿痒油膏

药物组成 三黄末（黄连、黄柏、大黄）12克，青黛、无名异、铅丹、金陀僧、铜绿、烟胶各6克，煅石膏15克，寒水石、枯矾、制甘石、老材香各10克，紫金锭1.8克，冰片0.6克。

制法 上药共研细末，以麻油或菜油调成厚糊状油膏，装盒备用。

用法 先将痂盖除净，以此膏直接涂布，每日1次，第2次换药前将原药除去（忌用水洗），涂上新药，如患在头面部，可采用暴露疗法，若在躯干、四肢者，涂药后覆以消毒敷料，用胶布或绷带固定。

出处 《中医外治求新》1998，322

吴柏膏

主治 阴囊湿疹。

药物组成 吴茱萸80克，黄柏80克，苦参60克，枯矾20克等。

制法 上四味药研极细末，过120目筛，混匀，放瓶内贮存备用。

用法 取上药粉适量，用凡士林调成膏状，外敷患处，每日2～3次。

出处 《中医外治杂志》1996，5（2）：47

───────── ❦❦❦❦ **乳没膏** ❦❦❦❦ ─────────

药物组成 乳香、没药、猪油（熬熟去渣）。

制法 上药按1：1：4的比例称好，先将猪油熬沸，再将乳香、没药轧碎慢慢放入沸油中，使二药完全熔化。然后自然冷却即制成。

用法 外敷患处，每日2次。

出处 《中医外治杂志》1995，4（4）：36

───────── ❦❦❦❦ **祛湿膏** ❦❦❦❦ ─────────

药物组成 生大黄10克，苦参10克，氧化锌10克，炉甘石10克，强的松25毫克。

制法 上药混合研成细末，装瓶备用。

用法 若皮损渗出液较多或伴感染者，以干粉撒于皮损处，待渗液和脓水干燥后，改用以麻酒调药粉成糊状或与凡士林调和外搽，每日3次。

出处 《中医外治杂志》1996，5（4）：47

───────── ❦❦❦❦ **紫草油膏** ❦❦❦❦ ─────────

主治 婴儿湿疹。

药物组成 紫草10克，黄连6克，金银花10克，地榆10克。

制法 将上药免煎制成颗粒剂用蛋黄油适量调剂。

用法 外涂，每日2次。渗出型用油膏稍稠，干燥型用油膏稍稀薄。在外涂药物之前，渗出型皆用银花汤（金银花30克，马齿苋30克，蒲公英30克，白藓皮20克，桑叶20克，甘草50克）煎煮液冷敷；干燥型皆用银花汤煎煮液温洗。

出处 《中医外治杂志》2002，11（1）：25

───────── ❦❦❦❦ **湿疹膏** ❦❦❦❦ ─────────

主治 局限型湿疹。

药物组成 苍术30克，黄柏30克，青黛30克，轻粉10克，滑石30克，龙骨30克，冰片10克。

制法 上药研末，加凡士林调敷患处。

用法 10次为1疗程。若外敷2个月效果不显，换用其他药。基本方以清热除湿、收敛止痒为主。

出处 《中医外治杂志》2002，11（1）：26

紫柏油膏

主治 婴幼儿湿疹。

药物组成 紫草50克，黄柏50克。

制法 上药研成极细末。取香油150mL，加热后，将紫草和黄柏粉放入香油内均匀混合成膏备用。

用法 每日局部涂药3次。

出处 《中医外治杂志》2004，13（3）：50

湿疹净软膏

主治 婴儿湿疹。

药物组成 黄芩50克，黄柏15克，苦参50克，甘草25克，土茯苓15克，白芷25克，苍术30克，麻油500克，蜂蜡150克。

制法 取麻油于锅内加热，将黄芩等药物炸枯至白芷变黄时，过滤去渣，再加蜂蜡熔化，待凉形成膏体。

用法 每日2次，渗出糜烂者用湿疹净软膏加锌化油混合外涂患处，伴全身发疹者同时服用清热利湿止痒的中药口服液。1周为1疗程，1个疗程后评定疗效。

出处 《中医外治杂志》2005，14（1）：48-49

第十八节　皮肤瘙痒症

皮肤瘙痒症是一种自觉瘙痒，而临床上无原发损害的皮肤病。多因风邪外袭，或因血热内扰，或血虚失养等所致。常见于各种皮肤疾病，以及食物过敏、药物过敏、经前隐疹、妊娠风疹、阴痒等病。皮肤瘙痒症的病因尚不明了，多认为与某些疾病有关，如糖尿病、肝病、肾病等；同时还与一些外界因素刺激有关，如寒冷、温热、化纤织物等。皮肤瘙痒症有泛发性和局限性之分，泛发性皮肤瘙痒症患者最初皮肤瘙痒仅局限于一处，进而逐渐扩展至身体大部分或全身，皮肤瘙痒常为阵发性尤以夜间为重，由于不断搔抓，出现抓痕、血痂、色素沉着及苔藓样变化等继发损害。局限性皮肤瘙痒症发生于身体的某一部位，常见的有肛门瘙痒症、阴囊瘙痒症、女阴瘙痒症、头部瘙痒症等。皮肤瘙痒症患者忌过多食用辛辣鱼腥酒类等，以免皮肤瘙痒加剧。不断搔抓不仅可使皮肤增厚，而且皮质变厚后反过来又加重了皮肤瘙痒，因此会形成愈抓愈痒、愈痒愈抓的恶性循环。

～～～～ 自制中药膏 ～～～～

主治 肛门瘙痒症。

药物组成 荆芥、防风、苦参、地肤子、蛇床子、百部、大黄、黄柏、金银花、野菊花、白鲜皮、五倍子、苍术各100克，白矾50克。

制法 上药共研细末，取医用凡士林与上述药粉按2：1配制，充分调匀即成中药膏。

用法 将自制中药膏适量涂于患者肛门周围皮损表面，用纱布覆盖，胶布固定，每日换药1次，10日为1疗程。

出处 《中医外治杂志》1998，7（4）：29

～～～～ 生肌玉红膏 ～～～～

药物组成 当归60克，紫草10克，甘草40克，血竭12克，白芷15克，白蜡60克，冰片12克，雄黄12克，麻油500mL。

制法 将当归、紫草、白芷、甘草入油内浸24小时，慢火熬至微枯，纱布滤清；将油煎滚，入血竭化尽；再入白蜡，微火化开，倒入罐内，待稍凉，放入研极细末的冰片、雄黄，搅匀备用。

用法 外涂患处，每日1次，7日为1疗程。

出处 《中医外治杂志》1999，8（1）：27

第十九节 鸡 眼

鸡眼是由长期摩擦和受压引起的圆锥形角质层增厚，有角质中心核，尖端深入皮内，基底露于外面。多见于青年人，好发于足底及足趾，如果鸡眼尖端压迫神经末梢，则行走时感觉疼痛。

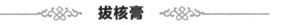

糯米膏

主治 千日疮、鸡眼、疣、痣。

药物组成 石灰30克，石碱60克，糯米适量。

制法 将石灰、石碱用水溶解，调和成糊状，再以糯米均匀平放于糊状物上，经过16～24小时后，取糯米捣烂成膏即可。

用法 以橡皮膏一方块，按疮、痣大小剪一小孔眼，贴患部，使疮、痣部露出，以保护周围皮肤。再以棉签蘸膏，涂于疮、痣面上，然后盖上橡皮膏。经24小时后揭开，疮、痣自落。如1次未效，可如上法再用药1次。

出处 《上海中医药杂志》1958，11

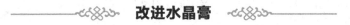

拔核膏

药物组成 干蜈蚣30克，乌梅9克。

制法 焙干研末，加菜油适量，浸泡7～10日即成。

用法 先用1%温盐水浸泡患处15～25分钟，待粗皮软化后剪去，外敷拔核膏适量，用纱布包扎，12小时换药1次。

出处 《陕西中医》1983，4

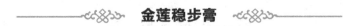

改进水晶膏

药物组成 糯米10克，15%氢氧化钠25mL。

制法 将上等糯米置于敞口瓶内，加入15%氢氧化钠溶液，放置24小时后，糯米泡胀熟化，呈水晶样透明，搅烂成膏，备用。

用法 先将患部用碘酒消毒，后用小刀削去角质层，或将患部中心挖一小凹，拭干病变周围皮肤，剪一中空的胶布粘于病变上（空洞对准病变），挑水晶膏少许于病变上，覆盖一小块纱布，防止外溢，最后包以绷带，每日或隔日更换1次。

出处 《浙江中医杂志》1957，8

金莲稳步膏

药物组成 地骨皮、鲜红花各等份。

制法 将二药杵成膏状。

用法 用时敷于患处，每月换药1次。

出处 《中医外治杂志》1993，2（2）：48

第二十节　瘢痕疙瘩

瘢痕疙瘩是皮肤局部在损伤愈合的过程中，由于胶原合成代谢机能亢进，以致胶原纤维过度增生，又称为结缔组织增生症，表现为隆出正常皮肤，形状不一，色红质硬的良性肿块。中医学有"蟹足肿"或"肉龟"等名称，认为本病是由于禀赋不耐，复受金、刀、水、火之伤，或痈、疽、疔、疮愈后，余毒未尽，阻遏肌肤，血瘀凝聚而成。

瘢痕疙瘩大体可分为原发型和继发型两大类。原发型瘢痕疙瘩，多在胸骨区或颈后，初起小红点伴痒，可有触痛，逐渐变大、变硬，色红或暗红，有索条状、蝴蝶状等各种形状。继发型瘢痕疙瘩也叫增生型疤痕疙瘩，多因烧烫伤、创伤、痤疮、感染化脓或因采用手术、激光、冷冻、植皮、激素药物封闭后，都会引起受损组织过度增生和皮下组织破坏变性，凸出皮肤，色红或暗红伴痒或刺痛，部分有明显向外延伸的毛细血管，饮酒或吃辛辣等刺激性食物后症状有加重倾向。

独角莲硬膏

主治　疖肿、毛囊炎（用小号膏药）、瘢痕疙瘩、神经性皮炎（用大号膏药）。

药物组成　①独角莲、白芷、皂角刺、防己、连翘、生穿山甲、金银花、当归、海桐皮、大麻仁、生南星、苏木、海带、刺猬皮、豨莶草各45g，干蟾蜍3个；②乳香（去油）、没药（去油）各35g，血余45g。

制法　用麻油6000ml入大铁锅内，加入第①部分各药，熬枯去渣；再用强火炼至滴水成珠，离火，投入樟丹（冬天约2500g，夏天约3000g），用铁棒急调，油渐变成黑色，最后至将冷凝时加入第②部分药末，调和成膏。

用法　摊成大、中、小3种规格厚薄不同的膏药，用时烘烊化贴于患处。

出处　《朱仁康临床经验集》

第四章　妇科常见病

第一节　痛　经

痛经属妇科临床的常见病，是指妇女在经期及其前后，出现小腹或腰部疼痛，甚至痛及腰骶。每随月经周期而发，严重者可伴恶心呕吐、冷汗淋漓、手足厥冷，甚至昏厥，给工作及生活带来影响。目前临床常将其分为原发性和继发性两种，原发性痛经多指生殖器官无明显病变者，故又称功能性痛经，多见于青春期少女、未婚及已婚未育者。此种痛经在正常分娩后疼痛多可缓解或消失。继发性痛经则多因生殖器官有器质性病变所致。中医学上所讲的痛经，主要指原发性痛经。其分类主要根据痛经的寒热虚实之别，分为气滞血瘀型、寒凝胞中型、湿热下注型、气血虚弱型、肝肾虚损型等证型。其病机是胞宫的气血运行障碍，不通则痛，或胞宫失于濡养，不荣则痛。

消炎镇痛膏

用法　将消炎镇痛膏剪成一寸大小，选以下穴位：关元、神阙、中极、气海、肾俞、次髎、足三里、三阴交。将穴位常规消毒后把膏贴上即可。一般在月经第1日开始贴，隔1日换1次膏药，共贴5日，对于月经量多者不用换膏药连续贴3日。

出处　《中国保健杂志》2006，16（12）：82

子午效灵膏

药物组成 皂角100克，白芥子20克，芦荟10克，白芷10克，细辛5克，川乌10克，草乌10克，甘遂10克，红花10克，桃仁10克，杏仁10克，草决明10克，白胡椒5克，山栀子20克，使君子10克，冰片2克。

制法 上药共研细末，在密封干燥处保存。

用法 上药末适量用鲜姜汁调成膏状，摊于方形硬纸上，每块均5～8克，每次取6～8块贴于穴位，胶布固定，每次贴48～72小时，贴3次为1疗程，经前3～5日贴治或疼痛时贴治。取穴：神阙、关元、水道（双）、阳关、命门、三阴交（双）。合并肩周炎者加天宗、肩井、手三里等穴；膝关节炎者加膝眼（双）、鹤顶等穴；附件炎者加天枢（双）、足三里等穴。

出处 《中医外治杂志》1995，4（5）：14

痛经膏方1

药物组成 肉桂、丁香、冰片、细辛、川芎、延胡索、红花等。

制法 先将上药混匀研末过80目筛，用蜂蜜、生姜汁适量将药物调成膏密闭备用。

用法 每于经行前2～3日，将药膏贴敷于脐部，外用活血止痛膏封脐，每日换药1次，直至经净。观察当月痛经症状改善情况，以月经3个周期的敷药作为1个疗程观察其疗效，并停药3个月观察近期疗效。

出处 《中医外治杂志》1994，4（5）：18

痛经膏方2

药物组成 小茴香100克，胡椒30克，肉桂50克，吴茱萸50克，细辛30克，制马钱子30克，川芎30克，三棱50克，莪术50克，松香50克，麻油600克，铅丹250克。

制法 上药研成细粉末。麻油用文火炼至滴水成珠，加入松香搅拌，离火加丹搅拌，待冒青烟后，则呈黑褐色，温度降为80℃左右时，兑入药粉，搅拌均匀用冷水浸泡48小时，其中换水6次，以去火毒，再将膏药用温水加热熔化，摊于膏药布上，每张10克备用。

用法 取膏药1张，微加热熔化，每于月经前7天外贴于关元穴，每3日1次，月经来时停用，2个月经周期为1疗程。

出处 《中医外治杂志》2004，13（5）：46

第四章　妇科常见病

第二节 乳腺炎

乳腺炎是乳房的急性化脓性感染，为细菌，如金黄色葡萄球菌等，经乳头皲裂处或乳管口侵入乳腺组织所引起。本病以初产妇为多见，好发于产后第3～4周。发病前常有乳头皲裂，乳头隐畸形，乳房受挤压，乳汁淤积等诱因。本病初起乳房肿胀、疼痛，肿块压痛，表面红肿，发热；如继续发展，则症状加重，乳房搏动性疼痛。本病中医称之为"乳痈"，病因常因各种原因导致乳汁积滞外流不畅，瘀而成痈；亦可因情志内伤，肝气不舒，饮食不节，脾胃失调，阳明积热，以致经络阻塞，气血凝滞，而成肿块，热盛肉腐而成脓。

白藓膏

主治 急性乳腺炎，红肿热痛。

药物组成 白藓皮250克。

制法 上药洗净泥土，入白中捣烂。再以鸡蛋清2个混入，捣成糊状。

用法 分4～6次敷于患部，上盖纱布以胶布固定，每日换药2次。

出处 《黑龙江中医药》1966，6

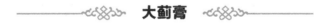

大蓟膏

药物组成 大蓟。

制法 取鲜大蓟根块去泥洗净、阴干，捣烂取其汁液，加入20%凡士林搅拌，待半小时成膏备用。

用法 乳房发炎期：用上药涂在消毒纱布上贴于患部，每4～6小时换药1次。第2次换药时则有痛止、肿消之效果。可用3次。乳房化脓期：应先行局部切口引流，再敷膏药，每4小时换药1次，3日后改为每6小时1次，可用1周。

出处 《福建医药杂志》1979，4

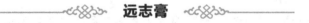

远志膏

药物组成 生远志500克。

制法 将生远志洗净，置盆内，加水1500mL，小火煎熬5～6小时成糊状，用双层纱布过滤，取液，再放小火上浓缩30分钟，至药液发黏即成。

用法 先将患处洗净，取远志膏按患处大小摊在多层纱布或白布上，贴患处（露出乳头）。

出处 《中医杂志》1981，4

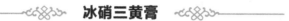

冰硝三黄膏

药物组成 冰片、芒硝、大黄、黄柏、青黛、儿茶、桔梗、川贝、白芷。

制法 上药研细过80～100目筛，然后放入新鲜常青树叶少许，捣烂搅拌成糊状，贮藏在玻璃瓶内备用。

用法 用药时可将药膏摊在消毒后的干敷料上，药膏厚3～4mm，面积可视肿块范围大小而定，直接贴敷到红肿处，再用塑料布覆盖，最后胶布固定，一般每24小时换药1次，病情较重者亦可每12小时换药1次。

出处 《中医外治杂志》1992，1（5）：24-25

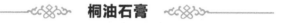

桐油石膏

药物组成 桐油、石膏适量。

制法 将石膏研成细粉，按3：10的比例调为糊状。

用法 用温水把局部皮肤洗净擦干，将药物直接涂于患处，面积要略大于肿块，外以纱布贴盖固定，以免弄脏衣服。每日2次。重复使用时，应先将原来药物洗去再行外敷，直至肿消病愈。

出处 《中医外治杂志》1997，6（3）：20

第三节　乳头皲裂

乳头皲裂即乳头、乳晕部发生大小不等的皮肤裂口。乳头皲裂俗称乳癖，中医称为"奶头风"。本病多发生在哺乳期妇女，以初产妇为多见和容易发生，也是引起急性乳腺炎的原因之一。其特点是多发生在乳头、乳晕部的皮肤，喂奶时痛如刀割，常常愈合后复发。中医认为本病的发生与患者素体阳盛、暴怒或抑郁伤肝，以致肝气不能疏泄，肝经湿热蕴结，外发肌肤而成有关。此外，还与产妇乳汁不足、乳头内陷、吮吸过度、乳头皮肤柔嫩以致乳头破损等有关。亦可因乳汁过多，流溢肌肤、浸淫湿烂而致。

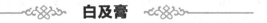

黄连膏

药物组成 川黄连、金当归、黄柏、黄芩各10克，细生地黄30克，麻油500克。

制法 上药在麻油中浸3日，文火煎熬至药焦枯为度，去渣，稍出火，纳入黄蜡150克，调和，封存置凉处。3个月后使用。

用法 上药涂敷患处，每日1～2次。

出处 《上海中医药杂志》1958，11

白及膏

药物组成 白及、猪油各适量。

制法 白及研极细末，与微火化开的猪油调成膏状。

用法 将白及膏涂于患处，每日3～4次。流血、渗液多者可干撒白及粉。

出处 《中医杂志》1983，6

第四节　乳腺增生病

乳腺增生是最常见的乳腺疾病，又叫乳腺囊性增生症。包括乳腺疼痛、乳腺小叶增生症、纤维腺病、纤维化增生症、乳腺癌（很多乳腺癌是由乳腺增生病恶变产生的），属中医"乳癖"范畴，可发生于青春期后任何年龄的女性，但以30～50岁的中青年妇女最为常见，一般与月经周期有密切关系。多伴有月经周期紊乱，经量少而色淡或月经淋漓不尽，还可见排卵出血，腰酸膝软，神疲乏力等肾虚症状。中医认为肝郁气滞、情志内伤、气滞不舒、气血周流不畅是导致乳房疼痛和肿块的重要因素。

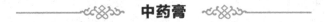

中药膏

药物组成 口服　逍遥散方：柴胡24克，白芍15克，厚朴20克，陈皮20克，茯苓15克，甘草9克，生牡蛎24克，半夏20克，瓜蒌20克，浙贝母15克，炙山甲15克（先下），三棱30克，莪术20克。膏药：全蝎30克，当归120克，木香20克，苏木60克，川芎20克，红花30克，川贝母30克，牛膝120克，乳香20克，没药20克，自然铜120克，血竭20克，穿山甲120克，麝香

10克，荆芥60克，三七120克，桂枝30克，桑枝30克，鸡血藤60克，陈皮150克，青皮150克，麦芽120克，象皮60克，月黄30克，铅丹1.5千克，香油5千克等。

用法 3周为1疗程，一般使用2～3个疗程，局部用温水洗浴后再贴膏药。服药期间禁服其他药物，并避免过度劳累及情志刺激。

出处 《医药卫生论坛》2004，18：43

消癖膏

药物组成 细辛、浙贝母各30克，当归尾、川芎、连翘、赤芍、荔枝核、乳香、木香、皂角刺各60克。

用法 上药共研细末，贮罐中密封。用时按癖块大小取药20～30克，用陈醋（皮肤过敏者可用肤氢松软膏）调如膏状，覆盖癖块上，盖以纱布并固定，用热水袋在局部加热，持续30分钟，每日2次。如敷药较干时，则在纱布上撒些陈醋再加热。间隔5日更换新膏药，于月经前10天开始外敷至经期。一般连用4～6个月经周期。对不随月经周期变化的癖块，可连续外敷至癖块消散。

出处 《中医外治杂志》1994，3（4）：31

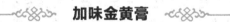

加味金黄膏

药物组成 生大黄、黄柏、姜黄、白芷各250克，生天南星、生半夏、生白附子、陈皮、苍术、厚朴、甘草各100克，天花粉500克。

制法 上药晒干或烘干后，用粉碎机粉碎磨为细末，过筛，取上药粉与凡士林比例为3：7，将凡士林加热熔化后倒入药粉搅拌调匀制成软膏备用。

用法 先用GZ-1A氦氖激光光针照射乳房肿块5分钟，再将加味金黄膏摊匀在纱布块上贴敷于肿块处。隔日用光针照射及换药1次，5次为1疗程。

出处 《中医外治杂志》1995，4（6）：11

乳癖消膏

药物组成 珍珠50克，冰片100克，琥珀、牡蛎、贝母各50克，铅丹1600克，优质香油3000克。

制法 将珍珠、琥珀、牡蛎、贝母研末，香油放入铁锅内加热至100℃以上，持续熬油0.5小时，然后缓慢放入铅丹，并不停搅拌，防止铅丹沉淀，使其在油中充分化合。待熬至泡沫消退、滴水成珠、色如浓墨、光亮如镜、软硬适宜时方可停熟，约2～3小时。继而，将前五味中药放入锅中搅拌均匀，趁热将锅中药膏缓慢倒入盛有冷水的瓷盆内去除火毒，待药膏冷却后放掉冷水，放置15日即可使用。

用法 用时将药膏摊在直径10～15cm的圆形白布上，每张重8～10克。

出处 《中医外治杂志》1998，7（3）：8-9

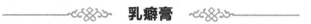

乳癖膏

药物组成 生川乌、生草乌、天南星、半夏、三棱、莪术、桃仁、乳香、没药、浙贝母、郁金、延胡索、白芥子各30克，铅丹1500克，香油3000克。白芷粉500克（另置做掺药）。

制法 将前十三味药浸泡于香油中，春五、夏三、秋七、冬十天。然后用铁锅煎熬至油热，待药外深褐色内焦黄色，滤出药渣，继续以310～320℃之温度熬炼药油，待油达黏稠滴水成珠、吹而不散的程度，离火徐徐撒入铅丹，木棒搅拌，使之充分混合不沉淀，继续熬至泡沫消退、上冒青烟、黑如浓墨、光亮柔腻、滴于水中不粘手为度，若拉丝不断为太嫩，拉丝不成而脆为老。离火以后以细流入水中，静置4～7日去火毒，同时将去火毒之团块膏药加温熔化约70～100℃，根据需要摊涂于直径为6cm、8cm、10cm的白布上，厚约2mm备用。

用法 按病变部位大小选不同规格的膏药撒上白芷粉少许，准确贴敷，胶布固定，每5～7日换药1次，1个月经周期可贴3次为1疗程。

出处 《中医外治杂志》2000，9（5）：39-40

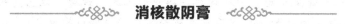

消核散阴膏

药物组成 桃仁、羌活、白芷、白附子各18克，土鳖虫、三棱、莪术、桂枝、制川乌各12克，丹参30克，麻黄9克，白芥子24克，王不留行30克，蛇床子24克，当归、赤芍各15克，蜈蚣3条，马钱子6克，穿山甲9克，清油3千克，铅丹1千克，黄蜡500克。

制法 将上药中的桃仁、羌活、白附子、制川乌、丹参、麻黄、白芥子、王不留行、三棱、莪术、蛇床子、桂枝、当归、赤芍放入清油。浸泡7日后用文火煎炸，至药物变枯黑为度。过滤、去渣，再入铅丹、蜡，熬至滴水成珠。待油温降至100℃以下后，再入制备好的白芷、土鳖虫、蜈蚣、马钱子、穿山甲细末搅匀成膏，备用。载体采用厚实均匀，消毒无菌的牛皮纸，剪成正方形，将制备好的膏药，按每贴10克，直径约5cm，平摊在牛皮纸的中央。

用法 将消散膏略加温后贴于患处固定，范围大者可增加消散膏数量，要求将有肿块处全部覆盖，每24小时或48小时更换1次，连用20日为1疗程。

出处 《中医外治杂志》2003，12（1）：31

复方灵仙膏

药物组成 柴胡45克，八月札50克，炮山甲30克，仙灵脾60克，血竭30克，乳香45克，没药45克，全蝎30克，地龙50克，蜈蚣30克，马钱子60克，川乌45克，草乌45克，大黄50克，独活45克，鹿含草50克，白花蛇50克，桃仁30克，红花30克，白胡椒30克，石菖蒲45克，冰片15克，樟脑45克，月桂氮酮30mL及远红外陶瓷粉45克，共计1000克。

制法 上述药材除月桂氮酮外，分别或共同研成细末，过80目筛，混合均匀密封备用。上药可制成每贴重40克的复方灵仙膏100贴。取麻油2500克，置大铁锅内炼到滴水成珠后加入官粉1000克，边加热边搅拌，以防沉聚锅底。见锅内泡沫回落油成深灰色或黑色时离火。冷却到70℃时以细流倾入装有较多凉水的水盆中去火毒，最后将基质浸泡水中备用。按照基质、药粉、月桂氮草酮为300：100：3的比例可以随时制成适合不同部位贴敷的各型膏剂。

用法 用明火直烤膏贴，稍加热熔化，对合溜转，温度适宜时贴于肿块部位。根据肿块部位大小，1次可贴1～2贴，每贴可用6日，5贴为1疗程。一般治疗2～4个疗程。

注意事项 ①贴用此膏药开始会出现临床症状一时加重的反应，是药物作用的表现，短时间可消除，属正常现象。②个别患者贴用后如出现皮肤发红发痒，暂停贴敷，可用黄瓜汁涂擦皮肤。

出处 《中医外治杂志》2005，14（5）：18-19

第五节 子宫下垂

子宫下垂也称子宫脱垂，是子宫内壁不能良好收缩复原，下垂到阴道中，严重的可能伸到体外。本病属中医"阴挺"、"阴茄"、"阴疝"范畴。中医认为本病的发生，多因分娩用力太过，或产后劳动过早，致劳倦伤脾，气虚下陷，收摄无权；或因分娩时处理不当，伤损胞络、宗筋；或因房劳产众，肾气亏虚，任带不固；或素体虚弱，年老久病，便秘努责，失于固摄所致。总之乃因伤损、气虚或肾虚而下陷致脱，甚至滑脱不收，感染湿邪所为。

苏茴膏

药物组成 紫苏叶、小茴香各75克，麻油25克。

制法 前二味药研极细末过筛，用麻油拌匀备用。

用法 以消毒棉棒蘸敷患处。每日2次。

出处 《浙江中医杂志》1960，3

第六节　宫颈糜烂

宫颈糜烂是妇科最常见的疾病之一。多由急、慢性宫颈炎转变而来，在已婚、体虚的妇女中更为多见。其病因大多是由于性生活或分娩时损伤宫颈，使细菌侵入而得病。也有因体质虚弱，经期细菌感染而造成。宫颈糜烂的主要临床表现为白带增多。由于病原菌的不同，白带可是乳白色黏液样，或形成淡黄色、脓性或血性白带，以乳白色黏液样白带最常见。除白带增多外，患者可能伴有腰部酸痛，性交出血等症状，但多数轻症患者可无这些症状。根据宫颈糜烂面大小和病变程度分为轻、中、重三度。本病病因病机为肝经湿热下注，或热度浸淫，蕴结下焦，损伤任带经脉而致，此外与地域、饮食、卫生条件有一定关系。

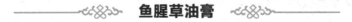

鱼腥草油膏

药物组成 鲜鱼腥草、麻油各500克，蜜蜡60克。

制法 麻油煎开，将洗净晾干的鱼腥草放入油内共煎，5分钟后用纱布过滤去渣，再将蜜蜡放入滤液内，冷却后成糊状备用。

用法 用1∶5000的高锰酸钾溶液清洗阴道，除去宫颈分泌物后，用消毒带尾的棉球涂上鱼腥草油膏贴在宫颈糜烂处，每日1次。

出处 《赤脚医生杂志》1976，10

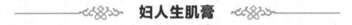

妇人生肌膏

药物组成 黄连20克，紫草10克，白藓皮15克，炮山甲粉10克，当归30克，儿茶10克，炉甘石30克，血竭10克，黄蜡40克，麻油300克。

制法 将黄连、紫草、白藓皮、当归入麻油中，慢火熬至散枯，以纱布过滤去

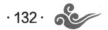

渣，再加入儿茶、血竭、炉甘石、炮山甲粉，化开调匀，入黄蜡微火化开即成药膏。

用法 用阴道窥器暴露子宫颈，用无菌干棉球轻轻拭净糜烂面之分泌物，再将药膏以子宫颈刮板敷于其上。于月经净后始，每3日1次，行经期暂停用药。

出处 《中医外治杂志》1995，4（4）：13

第七节　盆腔炎

　　盆腔炎是子宫、卵巢、输卵管及其周围结缔组织炎症的统称，常见症状为阴道分泌物增多、下腹疼痛、尿频尿急、畏寒发热等。盆腔炎分为急性和慢性，慢性盆腔炎的危害更大。慢性盆腔炎主要表现为下腹部坠胀、疼痛及腰部酸痛，劳累、性交后及月经前后加重，白带量多，月经失调，或不孕，伴精神不振、周身乏力、疲劳、低热、失眠等。中医认为本病的发生多是由于经行产后等胞脉空虚之时，邪热入于胞宫与血互结阻滞胞脉，而致胞脉气血运行不畅，壅于下焦，蕴而化热；或邪热炽盛，蕴积于内，损坏血脉，久而成脓，属于中医学少腹痛、带下、不孕、癥瘕等范畴。

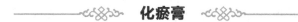

化瘀膏

药物组成 赤芍、蒲黄、虻虫、皂刺、穿山甲、没药、威灵仙、干漆各60克，红娘、蜂房、藤黄各30克，铅丹、血竭各35克，沉香20克，麝香1克。

制法 按传统手工黑膏药制法摊成膏药，每贴直径4cm，厚3mm。

用法 辨证属邪热壅滞者贴水道、归来、气海、中极穴。瘀血阻滞者贴府舍、关元、三阴交、水道、血海穴。久病肾亏贴命门、关元、气海、八髎穴。胞宫血瘀贴关元、中极、府舍、石门、肾俞、水道穴。每日1换，10日为1疗程。

出处 《陕西中医》1993，6

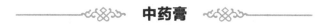

中药膏

药物组成 当归、白芍、红花各50克，生地黄、益母草各30克，川芎、牛膝、牡丹皮、桂枝、黄柏、黄芩，刘寄奴、蒲黄、桃仁各15克，郁金、艾叶、延胡索、乳香、没药、血竭、白芷、薄荷各10克，冰片1克，香油600克，铅丹20克。

制法 上药除乳香、没药、血竭、冰片外，其余药物放入香油内泡2小时，置火上煎熬，炸枯后滤渣。再加入乳香、没药、血竭、冰片熔化后再滤。在锅内文火煎熬，至滴水成珠时加入铅丹，离火置阴凉处放48小时以去火毒备用。

用法 先将药膏加温化开，令患者平卧。用温水擦净小腹部，再用75%酒精消毒，放一层消毒纱布，把药膏趁热敷上，以不烫伤皮肤为度。再以电子通疗包敷于药膏上，然后加热约1小时，温度可视病人感觉情况适当调节。热敷后再换1次，保留贴腹部，每日1次。10次为1疗程。

出处 《中医外治杂志》1995，4（3）：39

第五章 儿科常见病

第一节 夜 啼

小儿夜啼是指小儿白天一切如常，入夜则哭啼不安，或者小儿每夜定时哭啼，甚则通宵哭啼的一种疾病。引起小儿夜啼的原因很多，如发烧、受惊吓、虫证、口疮、饥饿以及尿布潮湿等。其中有些是小儿的一种正常反应，有些则是病态。中医认为引起夜啼的病因多属寒、热、惊三个方面。

宁心安神膏

药物组成 朱砂20克，炒枣仁10克。

制法 上药分别研细末，和匀，以30%二甲基亚砜适量调成软膏状。

用法 每晚取如黄豆大一团，置于市售肤疾宁贴膏中心，贴于患儿膻中穴及双侧涌泉穴，每日换药1次。

出处 《中医外治求新》1998，178

第二节 小儿感冒

小儿感冒是儿科的常见病、多发病之一。轻者仅有鼻塞、流涕、喷嚏、咽痛、轻咳等症状，一般经3～4日或10余日痊愈。重者出现全身症状，如高热、流涕、鼻塞、咽及扁桃体充血。婴幼儿常伴有呕吐、腹泻等，如无继发性细菌感染，小儿一般情况尚好，无明显中毒症状。发热在39℃以上者，有的可出现高热惊厥，一周左右退热，热退后症状也随之消失。中医认为本病主要由于小儿脏腑娇嫩，肌肤疏薄，卫外不固，加之寒暖不知自调，易于感受外邪，常因气候骤然变化、冷热失常，外邪乘虚入侵而致。

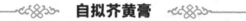

退热膏

主治 小儿高热。

药物组成 生石膏3份，生大黄2份，生栀子1份。

制法 上药研末，以柴胡注射液2mL调成软膏。

用法 贴于脐部。

出处 《陕西中医》1993，6

自拟芥黄膏

主治 小儿感冒咳嗽。

药物组成 白芥子、麻黄、甘遂、半夏、细辛、川芎、补骨脂、淫羊藿各适量。

制法 上药共研细末，生姜汁调膏。

用法 取穴：A组，肺俞、心俞、脾俞；B组，天突、膻中、脐周（四穴）；C组，大椎、肾俞、膈俞。患者取适当位置，将药膏做成直径0.8cm大小的圆饼，贴于选定穴位，覆盖3cm²大小的无毒塑料纸，以胶布固定之。一般贴4～6小时，若患儿感觉痛痒难忍也可提前揭下。从夏至日开始，每10日贴1次，分别取A组、B组、C组之穴位，连贴3次。若第1年未愈，来年再贴，连续贴敷2～3年。

出处 《中医外治杂志》1992，1（3）：16

第三节 小儿支气管炎

支气管炎在小儿时期很常见，大都继发于上呼吸道感染之后。在发病开始时，先有上呼吸道感染的症状，如鼻塞、流涕，以后逐渐出现断续的干咳。病初呼吸道分泌物增多，咳嗽有痰，初为黏痰，很快变成脓痰，经过5～10天后，痰液变稀，咳嗽逐渐消失。发病时可无热或发热38.5℃左右，热度经2～4天退去。本病多是由于小儿脏腑娇嫩，或素体虚弱，外感时邪所致。

中药膏

主治 小儿反复上呼吸道感染、小儿支气管炎（喘息型）、小儿支气管哮喘等，表现以咳嗽、气喘、痰鸣、呼吸困难等。排除肺结核（TB）活动期、支气管扩张咯血、敷贴局部有皮损及皮肤易过敏者。

药物组成 生、熟白芥各250克，延胡索500克，麻黄、肉桂、细辛、曼陀罗各100克，甘遂、皂刺各50克。

制法 上药共为细末，过40目筛。将鲜生姜2.5千克洗净切碎加水湿润，研磨糊状后取汁兑入药末中，并加入樟脑粉、龙脑香粉各50克，搅拌均匀后制成药丸如莲子般大小备用。药物宜低温密封贮藏。

用法 敷贴穴位：取天突、肺腧、大椎、膻中穴。青春期女孩改膻中穴为至阳穴。痰涎壅盛加丰隆、足三里穴；纳少乏力加脾腧、足三里穴；畏寒肢冷、久病肾虚者加肾俞、脾俞穴。

擦姜：上述穴位用鲜生姜擦至皮肤潮红为度，不擦破皮肤。擦姜与贴敷间隔时间不宜过长，随擦随贴。贴敷：预先摊好膏药（大小为7cm×7cm），先用电炉加热将膏药烘开，将药丸放于膏药正中，趁温将膏药贴于穴位处。

贴敷时间：1.5～4岁者1小时，5～6岁1.5小时。以患儿感觉轻微灼热感为度，太久则易起泡，局部消毒放去水疱，不影响疗效。每年盛夏的三伏天，初、中、末三伏各1次，一般间隔10日左右贴敷1次。连续3年为1疗程，病情反复发作、病程长、体质差者可多贴敷几年。

出处 《临床和实验医学杂志》2007，6（4）：146-147

止咳膏

药物组成 麻黄、细辛、五味子、生半夏、生南星各等份。

制法 上药混合晒干，研成极细粉末过筛，加入适量樟脑粉后，与凡士林混合拌匀，搓成条状药锭，做成每粒约3克的丸药密封备用。

用法 取市售伤湿止痛膏1份，分成两张摊于桌上，分别在每张的中心置一丸药，按压成2mm厚的圆形药贴即可用于治疗。婴幼儿及6岁以下儿童对药丸及伤湿止痛膏均减半使用。治疗时，患儿背朝医者，暴露背部，排除杂念，配合治疗。医者找准双肺俞穴用指甲压"十"字痕迹后，双手掌反复用力摩擦至发热，然后迅速在患儿背部上下左右搓揉摩擦至皮肤发热，微微充血，再将止咳膏迅速准确地贴在双肺俞穴上，将衣服整理好后，在其背部及肺俞穴周围轻轻拍打几下即可。每2日换药1次，2次为1疗程。

出处《中医外治杂志》1998，7（3）：17-18

第四节　百日咳

百日咳是由百日咳杆菌引起的小儿呼吸道传染病，传染性很强。临床特征为咳嗽逐渐加重、呈阵发性痉挛性咳嗽，咳末有鸡啼声。未经治疗的病人，病程可延续2～3月，故名"百日咳"。婴儿及重症者易并发肺炎及脑病。本病四季都可发生，但冬春季尤多。患病以5岁以下小儿为多见，年龄愈小则病情愈重。中医认为本病的发生主要是由于素体不足，内隐伏痰，风邪从口鼻入袭侵于肺。

百部黄连膏

药物组成　百部、黄连、白及、麻黄、矮脚茶、甘草各90克，芦根180克。

制法　每500克药中加1500克麻油（棉油、菜油亦可），煎枯去渣，每500克加铅丹180克，按常规熬制膏药的方法制成备用。

用法　取气户、库房（双）、身柱穴，每穴贴药膏一张，每4日更换1次。

出处《中草药通讯》1978，（9），40

止咳膏

药物组成　大戟、芫花、干姜、地肤子、甘遂、细辛、白芥子各96克，洋金花192克。

制法　将前四味药放入锅内，加水煎熬3次，混合过滤，浓缩成膏状，与甘遂、细辛、白芥子研成的细末搅拌晾干，干后再研成细末备用；制时将炼麻油336克、净松香1000克混匀，熬炼至滴水成珠，待药温降低时掺入以上药末，搅匀，摊成1000张膏药，每张膏药大小约4cm×4cm。

用法　将膏药加温，贴于第1、3、5胸椎棘突两侧，每侧贴3张，4日后揭去，间隔3～5日再贴1次，一般贴1～3次。

出处《赤脚医生杂志》1975，3

第五节　小儿肺炎

小儿肺炎是临床常见病，四季均易发生，以冬春季为多。如治疗不彻底，易反复发作，影响小儿发育。小儿肺炎临床表现为发热、咳嗽、呼吸困难，也有不发热而咳喘重者。其病因主要是小儿素喜吃过甜、过咸、油炸等食物，致宿食积滞而生内热，痰热壅盛，偶遇风寒使肺气不宣，二者互为因果而发生肺炎。

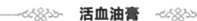

活血油膏

药物组成　肉桂12克，丁香18克，川乌、草乌、乳香、没药各15克，红花、当归、川芎、赤芍、透骨草各30克。

制法　按一般膏药制作方法，制成10%的油膏。

用法　敷背，每日2次。

出处　《上海中医药杂志》1980，（2）：31

虫草半夏膏

药物组成　猪牙皂120克，冬虫夏草90克，肉桂、生半夏、生南星各9克，冰片6克，铅粉220克，香油500克。

制法　前五味药放油中炸枯，去渣过滤，将油热至滴水成珠时，约300℃，入铅粉收膏，离火略停，喷水去火毒，纳入冰片搅匀，待成形摊在油纸上备用，每张用药量以约人小指肚大小。

用法　贴于膻中穴，每3日换药1次，9日为1疗程。

出处　《新中医》1982，（7）：31

黄豆浸膏

药物组成　黄豆适量。

制法　黄豆浆水，先武火后文火浓缩成浸膏状，加苯甲酸防腐，入瓶密封，避光干燥通风处存放。

用法　选肺俞、脾俞、肾俞、丰隆（双侧）、命门、大椎穴。喘息型选定喘穴，以2cm×1.5cm的薄牛皮纸一张，取黄豆般大小浸膏涂于纸上照穴贴之，用两条胶布固定，每日换药1次，重者可每日换药2次。

出处 《新中医》1987，（3）：30

葶苈消喘膏

药物组成 炙白芥子、延胡索、细辛、甘遂各适量。

制法 上药按2：2：2：1的比例，研成粉末，密封保存。

用法 每次取药粉5克，以东莨菪碱0.6毫克注射液混合成膏状，分成2等份，每份压成2cm直径的药饼，置于3.5cm×3.5cm胶布中心，贴敷于穴位上，一般2～8小时局部有痒、烧灼、疼痛感觉，即可取掉药饼。取穴：肺俞、膈俞、百劳、膏肓及阿是穴（肺部啰音显著处）。

出处 《中医杂志》1994，10

肺炎贴膏

药物组成 肉桂12克，丁香、川乌、草乌、乳香、没药各15克，红花、当归、川芎、赤芍、透骨草各30克。

制法 上药共研细末，用凡士林制成10%油膏。

用法 将油膏摊在油性软纸上，再用无纺布包裹，做成5cm×15cm的膏药，油纸侧朝外，用胶布固定在背部肺俞穴，每2日为1疗程。对高热、气喘者，可协用黄芩、黄连、大黄各10克，共研细末，调匀外敷前胸剑突部，予胶布固定，约2小时去药。

出处 《中医外治杂志》1999，8（2）：11

第六节 哮 喘

哮喘，现代医学称为哮喘性支气管炎，是小儿时期较常见的疾病。据国内部分地区调查，在小儿中患病率为0.5%～2%。哮喘可发生在任何年龄阶段，但是大多数患者开始发病年龄在5岁之前，小儿患者中3岁以前发病的占50%。因此，积极防治小儿时期哮喘对防治成人哮喘有着重要意义。本病是因痰气交阻，肺气不得宣降，上逆作喘鸣，肺管启阖受阻，而致呼吸艰难，憋闷不畅。

---ᴄ᷎ᴈ❀ᴐᴏ--- **中药膏** ---ᴄ᷎ᴈ❀ᴐᴏ---

用于小儿慢性咳喘，参见第三节小儿支气管炎中药膏。

---ᴄ᷎ᴈ❀ᴐᴏ--- **吴萸膏** ---ᴄ᷎ᴈ❀ᴐᴏ---

药物组成 吴茱萸末。

制法 取吴茱萸末1～2克，用水或醋调为糊状。

用法 取上药糊敷涌泉穴，每晚1次，清晨取下，6次为1疗程。

出处 《河北中医》1990，1

---ᴄ᷎ᴈ❀ᴐᴏ--- **益气膏** ---ᴄ᷎ᴈ❀ᴐᴏ---

药物组成 山药、沙参、百合、麻黄、杏仁、百部、桔梗、贝母、紫菀、冬衣、干姜、沉香等。

制法 上药加香油、铅丹按传统工艺熬制成黑色膏药。

用法 用时取益气膏一张，温化贴脐或后心。病情重者可两处同贴。每3日换药1次，哮喘患儿10次为1疗程。

出处 《中医外治杂志》1996，5（6）：15

第七节 流行性腮腺炎

　　流行性腮腺炎是由腮腺炎病毒引起的急性呼吸道传染病。临床以发热、耳下腮部漫肿疼痛为主要特征，除侵犯腮腺外，也可侵犯其他器官，引起脑膜炎、睾丸炎、卵巢炎、胰腺炎等。以冬春季节多见，发病年龄以5～9岁小儿为多。本病中医称之为"痄腮"、"蛤蟆瘟"，由风温邪毒引起，风温邪毒从口鼻而入，壅阻少阳经脉，郁而不散，经脉壅滞，气血运行受阻，故腮颊漫肿疼痛。厥阴经与少阳经相为表里，足厥阴经脉绕阴器，邪毒传至厥阴肝经，故大龄儿童可并发睾丸炎或少腹痛。若湿毒炽盛，内窜心肝，扰乱神明，则出现高热、昏迷、惊厥等症。

红消炎膏

药物组成 红碉砂45克，芒硝、硼砂各10克，雄黄15克，朱砂60克，冷霜适量。

制法 先将前五味药共研细末，过120目筛，然后与冷霜按等量递增法充分搅拌均匀，膏色桃红。

用法 根据病变范围大小，取适量红消炎膏摊贴局部，每1～2日换药1次，至愈为度。

出处 《中医外治杂志》1995，4（6）：26

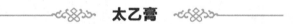

朱黛膏

药物组成 朱砂、青黛各15克，凡士林50克。

制法 朱砂先加少量乙醇研成粉末状，凡士林加热熔化后将两药加入混匀，再以3%的比例加入氮酮反复搅匀即得。

用法 视腮肿范围大小，取朱黛膏适量，摊涂在中间衬有油纸的敷料上，贴于肿胀部位，面积要略大于腮肿区，每日换药1次，至肿消为止。

出处 《中医外治杂志》1996，5（2）：43

太乙膏

药物组成 生地黄、大黄、玄参、赤芍、当归、白芷、肉桂、土木鳖各25克，血余12克，鲜槐枝、鲜柳枝各30克，铅丹200克，阿魏4克，轻粉5克，乳香、没药各10克（后5味研细末），麻油1000克。

制法 将前九味药及鲜槐柳枝和芝麻油倒入铁锅内，慢火熬至药枯为度，滤净药渣，将铅丹徐徐投入油中，用槐棍搅拌，火稍加大，熬至先冒青烟后变白烟，气味香馥时即停火。冷却至烟尽，将后四味药末搅匀溶于膏内，将膏倒入冷水中，药膏不烫手时乘温把膏捻成条状，直径1.5cm，切成块，每块8克，撒适量滑石粉防粘备用。

用法 视腮腺肿块面积大小，用太乙膏1～2块稍加温，手沾水均摊于干净布上，厚约0.2cm，外敷患处。隔3～4日换膏药，颈、颈下淋巴结炎者也可用此膏外敷。1疗程为4～8日。发热38℃以上者口服退热药，并发睾丸炎配合抗生素等药治疗，并发脑膜炎参照病毒性脑炎抢救。除上述情况外，均停用中西药物。

出处 《中医外治杂志》1996，5（3）：24

清腮化瘰油膏

药物组成 黄芪、板蓝根、蒲公英、夏枯草、荆芥穗、山慈菇、猫爪草、全蝎、白蔹、当归、玄参、栀子各50克，乳香、没药、血竭、儿茶、马钱子、生穿山甲、海藻、昆布、煅牡蛎、陈皮、枳壳各20克，干蟾蜍1只，铅丹440克，香油1000克。

制法 药物配齐后，将乳香、没药、血竭、儿茶、煅牡蛎研细粉单放；其余药物放入盛有1000克香油的锅中，浸泡12小时，文火煎炸，不断用槐枝搅拌，将药物炸枯，表面呈深褐色时，过滤去渣；继续煎熬药油，至滴水成珠时，徐缓下丹，同时不停地向一个方向搅拌，待白烟除尽时，将乳香、没药、血竭、儿茶、牡蛎粉放入搅拌，同时取少量以滴入凉水中成珠，不粘手为度。然后将药膏倒入冷水中，不断搅拌使成带状，凝结后反复捏揉成团块，再置冷水中浸泡去其火毒，每日换水1次，1周后取出，阴干表面水分，隔火烊化，摊布中备用。

用法 先将膏药微火烤热，每个病变部位贴敷1张，每3日换药1次。

出处 《中医外治杂志》1999，8（1）：52

愈创膏

药物组成 板蓝根50克，山慈菇50克，当归60克，血竭20克，穿山甲30克，皂刺50克，夏枯草60克，铅丹455克，麻油1000克。

制法 血竭研末备用，余药放入麻油中浸泡3日，文火煎炸，药呈金黄色时，捞枯去渣，细绢过滤，余油继续大火煎熬，至滴水成珠时，离火下铅丹，同时用柳枝不停地向一个方向搅动，待膏成时将血竭末加入，搅匀即成，摊于纸上或布上备用，每贴含生药3克。

用法 耳后压痛点、腮部肿痛处酒精消毒，膏药用45～55℃微温加热后，贴敷患处，每日换药1次，除出现并发症者配合抗菌消炎药外，治疗期间停用一切药物。

出处 《中医外治杂志》2001，10（5）：51

复方丝瓜膏

药物组成 丝瓜（鲜者用量加倍）、虎杖、赤小豆各等份。

用法 上药共研细末，用鸡蛋清适量调成膏状。外敷患腮，每日换药1次。

出处 《中医外治杂志》2003，12（6）：37

猪胆膏

药物组成 猪胆汁适量。

制法 日晒成膏状。

用法 摊厚布或纸上，敷贴患处，胶布固定，每日1次，连用2日。

出处 《吉林中医药》1981（2）：40

复方泽漆膏

药物组成 鲜泽漆（俗称猫儿眼）1000克，鲜地丁50克，金银花30克。

制法 将上药洗净切碎，加水2000mL，煮沸30分钟后过滤去渣，收取滤液1200mL，再用文火浓缩至膏状（浓缩液滴水成珠而有光亮色泽为度），加冰片0.5克，调匀装瓶密封。

用法 将药膏摊在厚白布上，视腮腺肿大的范围贴药，隔日换药1次。

出处 《中级医刊》1985（2）：21

大黄芒硝膏

药物组成 大黄、芒硝、赤小豆各100克，白矾20克，凡士林300克。

制法 上药共研细末，过80目筛，将凡士林加温熔化与药粉调匀为膏。

用法 视肿面大小，将药膏摊在敷料上，贴于患部，用胶布或绷带固定，每日1换，连续使用3～5日。

出处 《四川中医》1985（5）：6

芙黄软膏

药物组成 芙蓉叶、生大黄、赤小豆各等份。

制法 上药研极细末，以凡士林调成40%软膏。

用法 按肿胀范围，将软膏摊于消毒纱布上敷贴患处，每日更换1次。

出处 《中医外治求新》人民卫生出版社，1998，191

发泡拔毒膏

药物组成 斑蝥、雄黄、白矾各30克，蟾酥10克。

制法 上药研末，备用。

用法 取少许，约0.1～0.3克，放黑膏药中心，贴腮腺肿部位最高处，24小时后除去。

出处 《陕西中医》1991，8

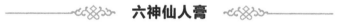
六神仙人膏

药物组成 六神丸，仙人掌，风油精，凡士林。

制法 先将六神丸研成细末，再与仙人掌按1：2比例同捣如泥状，加少许风油精及凡士林调和，根据患儿腮腺肿胀范围制成厚约1cm药饼，置于塑料布或油纸上面。

用法 用时敷于患处，药膏面积略大于病灶部位。每日1次，重者每日2次，并根据发病部位外敷对侧涌泉穴，病灶在左敷于右，病灶在右敷于左。

出处 《中医外治杂志》2000，9（4）：45

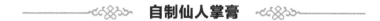
自制仙人掌膏

药物组成 仙人掌。

制法 取新鲜仙人掌，洗净去除毛刺，再冲洗沥干后用绞肉机粉碎，加适量蛋清、糯米粉，充分调和均匀后，置于搪瓷缸内加盖保存于冰箱中冷藏备用。

用法 外用取仙人掌膏适量，均匀平摊在敷料上，贴敷大小视腮肿的大小而定，一般外周超过腮肿边缘0.5cm，每日更换2剂。温毒在表者给予银翘散加减，热毒蕴结者给予普济消毒饮加减。

出处 《中医外治杂志》2004，13（2）：47

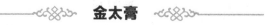
金太膏

主治 儿童急性腮腺炎。

药物组成 麝香3克，冰片36克，紫草60克，牡丹皮60克。

制法 将紫草、牡丹皮放清油3000克，浸泡7日，用文火煎炸至药物变枯黑为度，过滤去渣，再入铅丹1000克，蜡500克，熬至滴水成珠，待油温降至100℃以后，再入制备好的麝香、冰片粉末，搅匀成膏备用，采用厚实均匀、消毒无菌的牛皮纸，铺成边长为7cm大小的正方形，将制备好膏药按每贴10克，直径约5cm，平摊在牛皮纸中央。

用法 将金太膏略加温后贴于患处固定，范围大者可增加金太膏数量，要求将患处全部覆盖，每日更换1次，连用5日为1个疗程。

出处 《中医外治杂志》2004，13（4）：51

第八节　鹅口疮

鹅口疮又名"白口糊"，是由白色念珠菌感染引起的。鹅口疮主要发生于长期腹泻、营养不良、长期或反复使用广谱抗生素的婴幼儿。也可经消毒不严被污染的食具如奶瓶、奶头感染而得病。鹅口疮表现为口腔黏膜附着一片片白色乳凝状物，可见于颊黏膜、舌面及上腭等处，有时可蔓延至咽部，不易擦掉，强行揩去，容易出血。如病变累及食道、气管、支气管、肺泡时，会出现吞咽困难、恶心呕吐、咳嗽、呼吸困难、声音嘶哑等症状。中医认为本病病因多为先天胎热内留，或后天口腔不洁，临床可出现心脾积热和虚火上炎等症候，其中以心脾积热为常见。

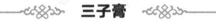

三子膏

药物组成　莱菔子、白芥子、地肤子各10克，食醋适量。

制法　上药用沙锅文火炒至微黄，共研细末，将食醋煮沸，放置冷却至温热，再倒入药末，调成膏状，把药膏分次涂于直径为2cm的纱布或白布上，药膏厚2mm、宽1cm左右备用。

用法　分别贴于两足涌泉穴，胶布固定，每日换药1次，一般数3～5次。

出处　《湖北中医杂志》1984（2）：14

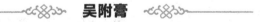

吴附膏

药物组成　吴茱萸、附子各10克。

制法　上药共研细末，用米醋调成稀糊状备用。

用法　用时将吴附膏敷于两足涌泉穴，胶布固定，每日1次。

出处　《中医外治杂志》2006，15（6）：12

第九节　小儿淋巴结炎

淋巴结炎好发部位是颌下、颈部、腹股沟和腋下的淋巴结，最常见的病因为

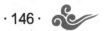

上呼吸道感染（如咽炎、中耳炎）及皮肤感染等。主要表现是：发热和淋巴结肿大，局部红、肿、热、痛，严重者可伴发全身症状。婴儿期的淋巴结对感染的屏障功能较差，炎症不易局限于淋巴结，可迅速扩展引起淋巴结周围蜂窝组织炎症甚至败血症；一岁以后，屏障机能逐渐增长，所以3～10岁时特别容易发生淋巴结肿大，这是正常反应。

复方藤甲膏

药物组成　藤黄40克，穿山甲25克，红花20克，硇砂10克，龙脑香5克。

制法　先将红花晒干，再与余药混合研极细末，过80目筛，以该药粉30%的比例与凡士林制成软膏，储存备用。

用法　将药膏均匀摊在纱布上，外敷于肿大之淋巴结处，胶布固定，每日换药1次，10日为1疗程。治疗期间除针对原发病灶加用青霉素肌内注射或口服头孢类抗生素外，不做任何处理。

出处　《中医外治杂志》2000，9（3）：22

三黄二矾膏

药物组成　大黄、黄连、雄黄、明矾、枯矾。

制法　上药按3∶3∶1∶2∶2的比例共研细末，过120目筛，备用。

用法　用时取适量药末和凡士林调成糊状，涂敷患处厚约0.2cm，外敷消毒纱布，胶布固定。每日换药1次，3日为1疗程。

出处　《中医外治杂志》2006，15（4）：14-15

第十节　小儿腹泻

　　小儿腹泻是临床常见病、多发病。小儿脾胃薄弱，无论内伤饮食、外感六淫均可引起消化、吸收功能障碍，导致腹泻。本病四时皆有，以秋季为多，两岁以下婴幼儿尤为多见。轻者主要表现为大便次数增多，每日数次至十余次，大便稀，有时有少量水，呈黄色或黄绿色，混有少量黏液，每次量不多，常见白色或淡黄色小块，系钙、镁与脂肪酸化合的皂块，偶有小量呕吐或溢乳，食欲减退，体温正常或偶有低热，面色稍苍白，精神尚好，无其他周身症状。重者大便每日次数可达数十次，常伴恶心、呕吐、发热、腹痛等全身症状，并可出现脱水、酸中毒等危重症候。中医认为本病一般是由内伤饮食、感受外邪、脾胃虚弱、脾肾阳虚所致。此外，由于小儿存在脏腑娇嫩、病情多变之特点，泄泻日久损伤气液，常会发生"伤阴"、"伤阳"之变证。

止泻膏

主治 婴幼儿秋季腹泻。①风寒泻 大便色淡，带有泡沫，无明显臭味，腹痛肠鸣。或伴鼻塞，流涕，身热。舌苔白腻，脉滑有力。采用暖脐膏治疗。②湿热泻 泻如水样，每日数次或数十次，色褐而臭。可有黏液，肛门灼热，小便短赤，发热口渴。舌质红，苔黄腻，脉数。用清热膏治疗。

药物组成 暖脐膏：吴茱萸6克，肉桂6克，丁香3克，五倍子4克，干姜6克，黑胡椒5克，制附片5克；清热膏：葛根6克，苦参10克，木香2克。

制法 上药研成细末，混匀密封备用。

用法 每次用量：<6个月者用2克，6～12个月者用2.5克，>12个月者用3～6克。用时将药末加植物油调成糊状，制成直径约3cm的圆形药饼，敷于脐部，以胶布固定，每日换药1次，3日为1个疗程。

出处 《中国民间疗法》2004，12（4）：21-22

樟脑香砂膏

药物组成 樟脑、松香、朱砂、白矾各等份。

制法 上药分别研细末，先研朱砂、白矾，再研樟脑、松香，然后混合均匀，收装瓶内，勿令泄气，三五日后即成膏状。

用法 用时挑少许，捻如绿豆大或黄豆大，置脐中，以膏药覆盖。一般用后6～10小时起效。

出处 《江苏中医》1960（8）：44

腹泻膏

药物组成 白胡椒9克，干姜6克，鲜姜、葱白各适量，香油或豆油500克，铅丹250克。

制法 先将油、白胡椒、干姜、葱白置小锅内浸泡6～8小时，然后加温，直至将上述药物炸枯，将药渣去掉，炼油至滴水成珠，再放入铅丹，边放边搅，待出现大量泡沫呈黑褐色时，取下小锅，取少许膏药至冷水中，以不粘手为度。再放冷水中72小时去火毒，温化后将膏药涂小方纸或纱布上制成200贴，放阴凉处备用。

用法 将膏药温火化开，贴于脐眼。隔日1次，一般每次1贴，个别患者需敷2～3贴。

出处 《赤脚医生杂志》1979（8）：9

第十一节　小儿脱肛

小儿脱肛即直肠脱垂，是指肛管直肠向外翻出而脱垂于肛门外。现代医学认为，小儿脱肛与骶骨弯曲度尚未形成有关。其发病高峰多见于6个月至3岁的婴幼儿。此时，小儿盆腔支持组织发育不全，不能对直肠承担支持作用，另外，婴儿期脊髓发育较慢，所以较易发生直肠脱垂。直肠息肉、百日咳、剧烈咳嗽、呕吐、便秘、腹泻等腹压增高的因素，都可促使脱肛发生。中医认为本病多由小儿元气不实所致。

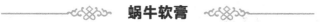

蜗牛软膏

药物组成 蜗牛、凡士林、冰片。

制法 捉活蜗牛，洗去污泥，置瓦上焙干，研末，过120目筛，装瓶备用。用时将蜗牛粉15克、医用凡士林30克，调成软膏。

用法 用盐开水或1/1000的高锰酸钾溶液熏洗患处，再用调好的药膏涂在脱出的直肠周围，托进直肠，用纱布盖好，贴上胶布，再用绷带或旧布带作丁字形固定。

出处 《赤脚医生杂志》1976，10

第十二节　小儿鞘膜积液

鞘膜积液中医学称为"水疝"。临床表现为阴囊的一侧或两侧肿大如水晶、

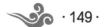

不红不热、下控睾丸、上引小腹、瘙痒流水，或寒湿之邪、久郁化热，亦可见阴囊红肿、小便短赤等症。多因厥阴肝经之脉不得疏利，复受寒湿或湿热郁结所致。

暖脐膏

药物组成 万应膏500克，白胡椒12克，肉桂24克。

制法 后两味药研末，调入万应膏内，摊布上。

用法 外敷于睾丸鞘膜积液处。

出处 《浙江中医杂志》1985，6

桃杏膏

药物组成 炒桃仁、炒杏仁各30克，川楝子60克，蓖麻子120克，麝香1.5克。

制法 将炒桃仁、炒杏仁、川楝子、蓖麻子共捣如膏泥，加麝香拌匀备用。

用法 把制好的药分5次，分摊在干净布上，夜间入睡时贴敷患处，次晨取下。连用5～10次。

出处 《湖北中医杂志》1981，2

桂冰膏

药物组成 肉桂、冰片各等份。

制法 上药研末，备用。

用法 取黑膏药1张，将适量药末撒其上，贴敷患处，每周换药1次，以愈为度。

出处 《赤脚医生杂志》1977，10

第十三节 小儿疝气

小儿疝气即小儿腹股沟疝气，俗称脱肠，是小儿泌尿科手术中最常见的疾病。在胚胎时期，腹股沟处有一腹股鞘状突，可以帮助睾丸降入阴囊或子宫圆韧带的固定。有些小孩出生后，此鞘状突关闭不完全，导致腹腔内的小肠、网膜、卵巢、输卵管等进入此鞘状突，即成为疝气；若仅有腹腔液进入阴囊内，即为阴囊水肿。疝气一般发生率为1%～4%，男性是女性的10倍，早产儿则更高，且可能发生于两侧。疝气可能在出生后数天、数月或数年后发生。通常在小孩哭闹、运动、解便后，在腹股沟处会有一鼓起块状物，有时会延伸至阴囊或阴唇，有可能在卧床休息或睡觉后自行消失。严重者会腹痛、恶心、呕吐、厌食或哭闹不安。

—————— **麝香膏** ——————

药物组成　麝香1克，阿魏9克，芒硝6克，普通膏药24克。

制法　将膏药放在小铜勺中熔化，然后把阿魏、芒硝放入烊化搅拌，匀摊在薄布上，最后将麝香匀撒在药膏上面。

用法　将膏贴敷患处。

出处　《中医杂志》1965，12

—————— **暖脐膏** ——————

药物组成　万应膏500克，白胡椒12克，肉桂24克。

制法　将白胡椒和肉桂研末，调入膏药内摊布上。

用法　外敷，每3日1次。

出处　《浙江中医药》1979（12）：466

—————— **蓖椒膏** ——————

药物组成　蓖麻子、白胡椒各7粒。

制法　白胡椒研末，与蓖麻子同捣如泥。

用法　将蓖椒膏敷涌泉穴，左痛敷右足，右痛敷左足，两侧痛敷双足心，每日1次，1周为1疗程。

出处　《中医外治求新》人民卫生出版社，1998：211

—————— **愈疝膏** ——————

药物组成　仙茅、巴戟天、葫芦巴、党参、黄芪、升麻、柴胡、川楝子、延胡索、乌药、熟地黄、鹿角霜、牡丹皮、泽泻、川牛膝、云苓各50克，荔枝核、橘核、山药、山萸肉、车前子各100克。

制法 将麻油1500克与上药纳入锅内文火炸枯，去渣滤净，加铅丹（烘透）600克，熬至滴水成珠不粘指为度，撒下锅来，搅拌冷却后每5克置于直径约5cm的圆形牛皮纸上，裹好备用。

用法 用时加热贴于两侧肾俞穴。1周更换1次。

出处 《中医外治杂志》1998，7（4）：16

第十四节　小儿硬肿症

新生儿硬肿症又称新生儿皮下脂肪硬化症、新生儿寒冷损伤综合征。临床典型表现为不吃、不哭、不动、体温不升及皮肤和皮下组织硬肿。属中医"胎寒"、"寒厥"、"五硬"等范畴。硬肿症是新生儿由于受寒、早产、感染、窒息等原因引起的病症，临床以局部甚至全身皮肤、皮下脂肪硬化和水肿为特征。本病在寒冷的冬春季节多见，夏季亦可发病。多发生在生后7～10天的新生儿，以早产儿、低出生体重儿多见。本病预后较差，病变过程中可并发肺炎和败血症，严重者常合并肺出血而引起死亡。

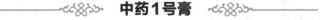

中药1号膏

药物组成 肉桂12克，丁香6克，川乌、草乌、乳香、没药、干姜各15克，红花、当归各30克。

制法 上药共为细末，用羊毛脂及凡士林搅拌成50%软膏。

用法 每日1次，涂抹硬肿部位，外用纱布包裹。

出处 《中西医结合杂志》1987（3）：177

中药软膏1

药物组成 乳香、没药、川乌、草乌各8克，肉桂6克，丁香9克，当归、红花、川芎、赤芍、透骨草各15克。

制法 上药共研细末，加凡士林500克调成软膏。

用法 将软膏涂抹在纱布棉垫上，加温包敷硬肿面，并予保暖，隔日换药1次。

出处 《陕西中医》1991，8

────── ⌘⌘ **中药软膏2** ⌘⌘ ──────

药物组成 川乌、草乌各15克，肉桂、炮姜各20克，红花、当归、川芎、赤芍各30克。

制法 上药共研细末，加凡士林配成10%油膏备用。

用法 用热水将手洗净后，以掌心及大、小鱼际按摩皮肤硬肿部位，使硬肿部位发热、发红并变软。应注意按摩手法宜均匀、柔和。然后根据硬肿部位的大小，选择相应的纱布，涂以中药软膏，稍加热后贴敷于硬肿部位，并给予热水袋热敷或置入暖箱，每12小时按摩1次并换药。

出处 《中医外治杂志》1992，1（3）：13

第五章 儿科常见病

第六章 骨伤科常见病

第一节 骨 折

骨折是指人体骨骼的骨皮质或骨小梁的连续性、完整性出现了中断。其临床表现为局部肿胀、畸形、压痛、扪及骨擦音、假关节形成、功能丧失等。其病因主要有外力的作用，如直接暴力、间接暴力、肌肉牵拉力和累积性力，另外还有病理因素，如脆骨病、佝偻病、甲亢、骨髓炎、骨囊肿、骨肿瘤及转移性骨肿瘤等。一般通过X射线和CT检查均能获得明确诊断。

伤科大膏药

药物组成 三七1千克，煅狗骨0.5千克，当归、血竭、莪术、三棱、地龙、马钱子、生川乌、生草乌、樟脑、冰片、杜仲、乳香、没药各0.125千克，生大黄、川续断各0.25千克，铅丹2.5千克，麻油6.0千克。

制法 先将麻油及三七等放入锅内，浸泡3日，以武火煎制出青烟时，改用文火煎，煎到麻油滴入水中成珠而不散时去火，边用木棍不停地搅拌，边加入适量的铅丹，待铅丹熔化后，去渣，加入樟脑、冰片、血竭等，倒入备好的清水中，搅拌均匀后浸泡清水中24小时，以去其火毒，捞出后再熔化摊于布上，备用。

用法 微火加热，待膏药软化后贴于患处，每3～5日更换1次。3次为1疗程。对于外伤肿痛、骨折应在伤后24小时后贴于患处。

出处 《安徽中医临床杂志》2002，14（5）：382-383

---✦✦✦--- **伤愈膏** ---✦✦✦---

主治 感染性开放骨折。

药物组成 当归250克，甘草100克，生血余25克，大生地黄、乳香、生龟板、生石膏各50克，生炉甘石100克，轻粉30克，白蜡250克，香油2000克。

制法 将当归、甘草、大生地黄放入香油内浸泡6～8日，温火煎熬，不停地搅拌，药温保持在100～120℃之间约30分钟后，放入生血余、生龟板、生炉甘石、生石膏，药温保持在150℃左右约60分钟，煎至药渣微黄略有炭化止，用纱布过滤去渣，趁热放入白蜡、乳香搅拌熔化后，冷却至70～80℃时放入轻粉，不停搅拌至凝固成膏备用。

用法 用时将药膏敷于纱布上，药厚为1～1.5mm。敷药范围略大于创面周边1cm，每1～3日换药1次。

出处 《中医外治杂志》1998，7（1）：22-23

第二节 骨质增生症

骨质增生是骨科的常见病症，是指椎骨边缘或关节边缘、关节面及骨突处骨小梁增多和骨密度增高。常发于40岁以上的中老年人，45岁为高峰期。因有时其形状像口唇或像鸟嘴，故叫做唇状突起或骨赘，也叫骨刺。现代医学称为增生性骨关节病，是骨科的一种常见病和多发病。这种骨与关节的退行性改变，是体内适应力的变化，维持体外平衡而产生的一种防御性反应。骨质增生不压迫周围神经及血管等组织，就不会有临床症状。若发生于负重活动关节，受刺激的创面骨质迅速生长而增生。

---✦✦✦--- **消刺膏** ---✦✦✦---

药物组成 威灵仙60克，透骨草20克，生川乌、生草乌各10克，乳香、没药各20克，血竭10克、冰片、麝香酌量。

制法 上药研为细末，用陈醋调成糊状药膏。

用法 使用时视疼痛面积及骨刺位置大小，将药膏涂于纱布棉垫上外敷于皮肤表面，然后用胶布固定。隔日换药1次，10次为1疗程。

注意 皮肤有破溃面忌用，敷药后若皮肤过敏，出现湿疹、瘙痒者，应立即停药，一般2～3日后疹可自愈。

出处 《中医外治杂志》1995，4（2）：6

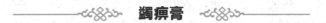

通痹止痛膏

主治 颈腰椎骨质增生。

药物组成 ①当归、川芎、葛根、白芷、羌活、独活、川木瓜、川牛膝、狗脊、威灵仙、续断、桑寄生、生杜仲、生穿山甲、生马钱子、生川乌、生草乌、细辛、红花、全蝎、土元、地龙、水蛭各30克，蜈蚣30条，血余、黄蜡各50克，小麻油2500克，铅丹粉1000克。②血竭、儿茶、乳香、没药、冰片各30克，共为细末。

制法 先将处方①各药置于小麻油中浸泡数日后，加热熬油至油冒黑烟，药物焦黑时，把药渣捞出，用纱布过滤药油，去除杂质，继续熬油至冒白烟，滴水成珠后，慢慢加入铅丹粉，不断搅拌，搅匀成糊状时离火。待温度稍低后再将处方②药末倒入，搅拌均匀，然后倒入清水中，以去火毒，取出膏药作成团备用。

用法 应用时将膏药加热软化成糊状，均匀摊于膏药布上，每张如手掌片大小，重约25克左右，贴敷于增生椎体的部位，每隔4～5日换药1次，4贴为1疗程。

出处 《中医外治杂志》1995，4（2）：45-46

蠲痹膏

药物组成 生川乌、生草乌各50克，透骨草30克，皂刺100克，红花30克，骨碎补40克，白芥子20克，当归30克，威灵仙50克，牛膝20克，葛根30克，姜黄20克，细辛20克，三棱30克，生马钱子60克，生穿山甲40克，生乳香、生没药各30克，全蝎、蜈蚣、冰片、樟脑、丁香、肉桂各15克，麻油1250克，铅丹粉350克。

制法 将生川乌、生草乌等十四味粗料药用水煮2次，滤过，药液浓缩为稠膏备用，将生乳香、生没药等八味药分别研成细粉备用；将生马钱子、生穿山甲置入麻油中浸泡3日，然后加热熬油至油冒黑烟，待生马钱子呈外黑内黄，生穿山甲起泡时，将药渣捞去，继续加热熬油。熬炼至"滴水成珠"时，加入铅丹粉制成膏药基质，基质入冷水中浸十余日，每日换水以去火毒。将去火毒后的膏药基质加热熔化后，按适当比例加入水煮稠膏。稍冷加入生乳香、生没药等细粉充分搅匀后，再加入二甲基亚砜，充分搅拌后即成黑漆色黏膏，然后摊涂或制成膏药丸备用。

用法 腰椎增生范围较大，即用大张膏药外贴患处，如颈椎增生和膝关节增生，即用小膏药丸贴敷患处，外用伤湿膏固定。一般颈腰椎增生多贴敷在增生椎节的上下穴位处，膝关节增生在两侧膝眼及鹤顶、委中穴处贴敷，每3日换药1次，10次为1疗程。

出处 《中医外治杂志》1995，4（3）：35-36

--------⟨⟨⟨⟩⟩⟩-------- **骨刺消痛膏** --------⟨⟨⟨⟩⟩⟩--------

药物组成 荜茇、川椒、川乌、麻黄、乳香各15克，大风子60克（去皮），蓖麻子、木瓜各30克。

制法 上药共研过80目筛，将细末分6份，为6次用。

用法 每次1份用食醋调成稠膏，纱布包好放在热砖上（砖根据足跟大小挖圆窝放火中烧至发红），脚踏在药上，时间以砖凉为度。

出处 《中医外治杂志》1995，4（6）：13

--------⟨⟨⟨⟩⟩⟩-------- **增生膏** --------⟨⟨⟨⟩⟩⟩--------

药物组成 蓖麻子980克，槐枝十几支，香油6千克，铅丹1.5千克左右。

制法 香油烧至200℃，加入蓖麻子，炸油至壳变焦黄，滤去残渣，加入槐枝，继续加热，至槐枝变焦黄，去槐枝，继续加热至药油中白烟变青烟时，离火，慢慢加入铅丹，不断快速搅拌，油和铅丹发生剧烈化学反应，至油膏由红变黑时，停止搅拌，倒入冷水中，去火毒，即成增生膏。

用法 在纱布上平摊薄薄一层增生膏，敷于增生处，每3日换药1次，3次为1疗程，经1～2个疗程后统计疗效。

出处 《中医外治杂志》2000，9（5）：45

--------⟨⟨⟨⟩⟩⟩-------- **骨痹软膏** --------⟨⟨⟨⟩⟩⟩--------

药物组成 透骨草、青风藤、豨莶草、补骨脂、川续断、威灵仙各15克，川乌、草乌、白芥子、三七、血竭、细辛、乳香、没药、当归、川芎、丹参、红花、桃仁、牛膝、羌活、麻黄、土鳖虫、全蝎、马钱子、穿山甲、五加皮、冰片各10克，凡士林300克。

制法 上药共研细末，装入密闭容器内，每次取用药粉与凡士林比例为1∶1，加热后均匀混合调制成软膏。

用法 视病位大小，先将软膏摊于纱布上，厚度约2～3mm，贴敷在病位处，加TDP照射，每次30分钟。每贴可使用3次，每个疗程10贴。

出处 《中医外治杂志》2001，10（4）：23

中药膏

药物组成 水蛭、猪牙皂各150克，肉桂30克，白花蛇5条，冰片20克，血竭30克，麝香5克。

制法 上药除麝香外，研末备用，将肉桂、白花蛇、冰片、血竭研成细粉，过筛混匀，水蛭、猪牙皂碎断与食用植物油2千克同掷锅内，炸枯、去渣、滤过，炼至滴水成珠，另取铅丹750克加入油内搅拌均匀，收膏，将膏徐徐倒入冷水中按常规法去火毒。同时取膏用文火熔化，将上述药粉末加入搅匀，分摊于牛皮纸或布上即可，麝香粉在治疗前临时撒在膏药表面少许即可。

用法 凡经X射线或CT摄片确诊为颈椎增生、腰椎增生及其他部位增生者，不管其临床症状如何，都可取膏药贴于患处。贴膏药前先用酒精棉球消毒局部皮肤，再将膏药加热软化，撒上少量麝香粉贴于患处。每3日更换1贴，4贴为1疗程。

出处 《中医外治杂志》2001，10（5）：25

骨刺平膏

药物组成 乳香、没药、川乌、草乌各20克，珍珠粉10克，血竭、肉苁蓉、姜黄、淫羊藿、猪牙皂、穿山甲各30克，威灵仙、苍耳子各50克等。

制法 血竭、乳香、没药、珍珠粉等研碎备用，其余药物加水3000mL，武火煮沸，文火煎取汁500mL，纱布过滤后加入备用药粉，再用文火煎至成膏，装瓶备用。

用法 用时取膏药适量摊于胶布上，面积约2cm²，根据病变部位不同，分别取天柱、大杼、肾俞、气海俞、腰3～5夹脊、次、阿是穴等，将膏药贴在穴位上，再用胶布固定，隔日换药1次，5次为1疗程。

出处 《中医外治杂志》2006，15（3）：32

自制梅圃整骨膏

药物组成 狗骨头250克，黄瓜子200克，生马钱子100克，生川乌30克，生草乌30克，透骨草50克，自然铜100克，寻骨风50克，威灵仙100克，苏木50克，芒硝100克，麻油2千克，铅丹1千克等。

制法 按传统工艺熬制成黑膏药。将其摊在白布上，其形为圆形，直径约9cm，厚约0.3cm。

用法 将膏药火烤或用热锅盖烫等方法加热软化，趁热贴在病灶部位，1张以贴15～30日为宜。洗澡时取下，洗后再贴上。如皮肤起疙瘩、水疱，瘙痒时可取下膏药，间歇1～2日后可再贴上。如皮肤严重过敏或出现其他过敏现象者停用，皮肤破伤者禁用，孕妇禁用。

出处 《中医药临床杂志》2005，17（2）：181

第三节　滑膜炎

滑膜炎是多种疾病（如创伤、骨质增生、结核、关节退变、风湿性疾病、色素沉着绒毛结节、手术等）在滑膜组织方面的某些特定表现。这些疾病可以使滑膜受到机械、生物、化学等刺激，引起滑膜组织充血、水肿、血管通透性增高，滑液过度分泌，吸收减少，从而导致关节肿胀、疼痛，活动受限等临床症状。如不及时治疗，则关节滑膜长期受炎症刺激反应，逐渐增厚，且有纤维机化，引起粘连，影响关节正常活动。因此滑膜炎不是一种病，而是许多病的共同表现。膝关节滑膜是人体关节中面积最广、最复杂的，形成最大的滑膜腔，由于膝关节滑膜广泛位于肢体表浅部位，故遭受损伤和感染的机会较多，因此，临床上滑膜炎多表现为膝关节滑膜炎。

五倍子膏

主治 膝关节滑膜炎性积液。

药物组成 五倍子，蜂蜜。

制法 将五倍子炒干至棕黄色，研细过筛备用；蜂蜜入锅内，加桑枝数条熬炼至出现大量细腻泡沫，颜色转为酱红色为度，去除桑枝，将蜂蜜倒入五倍子粉末内，以桑枝棍快速搅拌，然后揉压成饼状硬膏，粘在布背上，搁置3日以去火毒。

用法 将硬膏缚于关节上，以熏剂（当归、泽兰、防己、独活、土茯苓各15克，萆薢10克，威灵仙15克，丹参20克，牛膝15克，木通15克等）熏蒸关节及硬膏。具体步骤：药置锅内，加水适量，锅下支炉。以中间挖有圆洞的纸板作锅盖，以集中蒸气。药煮沸3分钟后开始熏蒸，缚有硬膏的关节高出锅盖30cm左右，上覆衣物，根据患者忍受程度，可以上抬关节或减少衣物，以免烫伤。一般60分钟膏药即软化贴敷患处。由于膏药药量大，质厚重，吸收慢，故每贴贴敷10～15日为宜。1贴为1疗程，如需2个疗程，间隔1个月。

注意事项 如出现局部过敏，取冰片10克研细兑水外洗；三伏天禁贴；贴敷后避风3日。

出处 《辽宁中医杂志》2006，33（1）：48

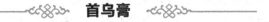

双白发泡膏

主治 膝关节创伤性慢性滑膜炎。

药物组成 白芥子、葱白、赤小豆各30克，莱菔子、大黄各20克，乳香15克。

制法 上药放入石臼内捣成膏状。

用法 贴敷膝关节内外膝眼及髌上囊处。持续数8～10小时发泡后取下。水疱一般不用挑破，可任其自然吸收，水疱较大可用消毒针头刺破，流出黄水，涂以甲紫液，用无菌敷料覆盖包扎。每隔5日按上法敷药1次，3次为1疗程。

出处 《中医外治杂志》1993，2（3）：25

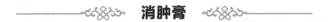

首乌膏

主治 髌骨前滑囊炎。

药物组成 首乌粉、猪板油各100克。

制法 上药共捣为软硬适中的膏备用。

用法 外敷患处，隔日换药1次，5次为1疗程。

出处 《中医外治杂志》1998，7（1）：5

消肿膏

主治 膝关节创伤性滑膜炎。

药物组成 黑老虎、虎杖、苍术、木瓜、海桐皮、续断、栀子、透骨草、鱼腥草（上药均为粉末）、四生散（生川乌1份、生南星6份、生白附子4份、生半夏14份）各120克，医用凡士林4千克。

制法 将以上中药粉混合，过筛多次，混匀后与医用凡士林煮沸，不断搅拌约5分钟，即可熄火，分罐。隔天膏凝后即可使用。

用法 将消肿膏摊于牛皮纸上，周边用棉花围一圈，外盖油纸，缚扎在患膝上，每2日换药1次。

出处 《中医外治杂志》2000，9（5）：21

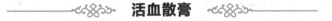

活血散膏

主治 膝关节滑膜炎。

药物组成 刘寄奴、虎杖、黄柏、地鳖虫、地肤子等。

制法 上药按一定比例混合后研粉。使用时取药粉200克，加入饴糖500克，搅匀，便为活血散膏。取药适量，薄摊于棉纸上，制成10cm×18cm大小的膏药备用。

用法 膏药数贴患膝处，绷带适当加压包扎，每日1换，10日后改为2日更换1次，30日为1疗程。治疗期间不配合服用其他药物。

出处 《中医外治杂志》2006，15（6）：35

第四节 肱骨外上髁炎

肱骨外上髁炎又名肘外侧疼痛综合征，俗称网球肘。以肘关节外侧疼痛，用力握拳及前臂作旋前伸肘动作（如绞毛巾、扫地等）时可加重，局部有多处压痛，而外观无异常为主要临床表现。肱骨外上髁炎属中医学中伤筋、肘痛等范畴，认为系肘部外伤、劳损或外感风寒湿邪致使局部气血凝滞、络脉瘀阻而发为本病。

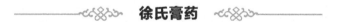

徐氏膏药

药物组成 麝香、乳香、没药、血竭、香白芷、三七、桃仁、红花、地龙、刘寄奴、生天南星等。

制法 上药浸泡于油中7～10日，然后入锅文火煎熬，至滴水成珠。将锅离火，徐徐筛入炼丹，边筛边搅。收膏摊在布上成圆形。

用法 治疗时加温熔化后敷于局部。

出处 《中国民间疗法》2004，12（5）：26-27

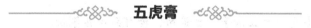

五虎膏

药物组成 生川乌、生草乌、生南星、生半夏、马钱子。

制法 上药共研细末，装瓶备用。

用法 用时加蜂蜜调匀，用定制模型压成1元硬币大小饼状，以痛为腧，先在患处由轻至重按摩5分钟，在表层加少许研细的冰片，再用追风膏十字形封贴，每3日换药1次，3次为1疗程。在换药前重复按摩5分钟，一般性疼痛在1个疗程后见效，重者2个疗程即可痊愈。治疗期间嘱患者注意休息，忌用患肢提重物、用力牵拉等。

出处《中医外治杂志》1998，7（1）：11-12

徐氏黑膏药

药物组成 ①当归20克，红花100克，细辛50克，桂枝60克，生草乌50克，生川芎50克；②肉桂60克，丁香20克，冰片10克，曲安奈德药粉适量。

制法 将①组中药研碎混合，并置于麻油2500mL中浸泡3日，再将药油置于锅内用文火熬炼，熬至药材变黑为度，并去药渣，再加铅丹750克，不断搅拌至均匀后离火，去火毒3日，接着将黑膏药化开，摊涂在牛皮纸上。将②组中药研碎过100目筛待用。

用法 使用时将牛皮纸上的黑膏药化开，加入适量②组中药粉，贴于肘关节痛处，外用胶布固定，每3日换药1次，3次为1疗程。

注意 肘关节处贴药前用温水洗净、并用力擦至皮肤微红为好。

出处《中医外治杂志》2004，13（6）：49

第五节　扭挫伤

扭挫伤多指各种跌打损伤，又称软组织损伤，系常见病、多发病。中医统称为伤筋。通常不仅皮肤、皮下组织挫伤，还常伴有肌纤维、肌腱、韧带等软组织挫伤、拉伤，甚至断裂等。伤处肿胀剧痛，乃至出现瘀斑，严重影响功能。拍片未见骨折。

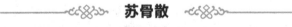

苏骨散

药物组成 生半夏、生五倍子、生黄柏、食用面粉各等份。

制法 用食用面粉将生五倍子置锅内炒黄，然后再将生半夏、生五倍子、生黄柏粉碎研末，过100目筛，贮存于密闭的瓦罐备用。用时，取药粉适量（一般每个部位用药粉约20～30克），用陈醋与药粉调成糊状，药粉与醋的比例为1：3，煮调起丝为度。

用法 将调制好的药膏摊于白麻纸上，麻纸折成方块状，大小视病变范围而定，以肿胀疼痛为中心，外敷患处。损伤早期药膏放冷外敷，损伤晚期用温热药膏外

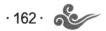

敷。外用纱布绷带包扎，每4～5日更换1次。若有骨折可外用石膏固定。

出处 《陕西中医》2005，26（10）：1058-1059

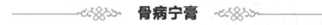

二黄筋康膏

药物组成 大黄、黄柏、血竭、刘寄奴、薄荷、乳香、没药等。

制法 上药按一定比例研成细末加凡士林熬制而成。

用法 依损伤面积大小，选用适当的膏药敷贴，每日1次，每次1贴，贴敷时间为12～24小时，7日为1疗程。

出处 《中国中医药科技》2006，13（5）：352-353

骨病宁膏

药物组成 山豆根、苦参、木芙蓉花、皂角刺、乳香、没药、珍珠粉等。

用法 使用前先清洁皮肤，皮肤损伤者，按外科常规清创消毒后再使用。撕掉包装，在火（炉）上略烘烊，待膏药基本软化后贴敷在患处。根据患处大小而增减膏药面积，但必须大于病灶，再用绷带适当固定。如遇骨折手术切复后，可直接将膏药贴敷在创面切口上。一般4～6日更换1次。如创面渗液多可每日更换1次。孕妇忌用。

出处 《中国骨伤》2001，14（4）

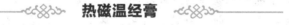

热磁温经膏

制法

①热磁袋制作将净铁末过100目筛后，加适量磁粉，用坎离砂原理，真空氮环境中制备，每袋10克，真空密封保存。

②膏药的制备三七、血竭、川乌、草乌、麻黄、桂枝、骨碎补、细辛、冰片、樟脑等二十三味中药组成，根据处方中药性质采用不同的方法进行炮制加工，浓缩成浸膏，根据需要摊成大小不等的膏药。

用法 急性软组织损伤1天后，将膏药敷贴患处，热磁袋置于膏药之上，热磁袋打开后15分钟其温度上升至45～50℃，温度持续24小时。每日更换1次。

出处 《中国中医药信息杂志》2001，8（12）：76

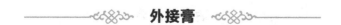

外接膏

药物组成 消瘀止痛膏250克，乳香、没药各15克，血竭4克，五加皮12克，土䗪虫10克，骨碎补12克。

制法 上药除药膏250克外，均捣烂共为细末，放置于手帕大小的塑料上，掺入药膏250克，调和均匀成糊状。

用法 根据病位大小，选择1块白棉布，将药膏摊匀于白布上，直接外敷于病肢周围，用绷带包扎。骨折处以小夹板固定，3～4日取掉药物，休息1日再敷1次，连续敷药6次为1疗程。

出处 《中医外治杂志》1992，1（1）：25

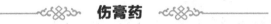
伤膏药

药物组成 大黄90克，生黄柏、牡丹皮、生栀子各500克，三七、乳香、自然铜各300克，儿茶、冰片、炮山甲各150克等。

制法 按传统工艺炼制成外敷膏剂。

用法 视患者挫伤程度，取伤膏药30～50克，用温水化软，用手摊于无菌纱布上，外敷无菌药棉，贴敷病患处，该药膏仅用于皮肤完好者。外用弹力绷带作固定，一般每2日换药1次。

出处 《中医外治杂志》1995，4（3）：5

软伤活血膏

主治 急性软组织扭、挫、挤压伤致痈肿、疼痛、功能障碍者；闭合性骨折脱位软组织肿胀者；陈旧性软损伤肿硬疼痛、活动受限者。

药物组成 生半夏、当归、白芷、川乌、草乌、制南星、天花粉、骨碎补、细牙皂、明腰黄各60克，川黄连、黄柏、片姜黄、生大黄、芙蓉叶各30克，熟石膏180克，煅自然铜190克，樟脑、冰片、青黛各10克，麝香少许。

制法 上药共研细末，过100目筛，装瓶备用。

用法 取上药适量，用蜂蜜或饴糖调匀摊在棉纸上敷于患处，绷带包扎，胶布固定。每2～3日换药1次。对伴有骨折或脱位者，先行手法整复，在不影响复位固定的情况下，敷用此药；对表皮擦伤者，先行局部清创消毒，用纱布覆盖创面后敷药；对有开放性伤口者，待伤口愈合后再敷药。伤在上肢者，须悬吊在功能位；伤在下肢者，须抬高患肢敷药。治疗期间不另用其他药物。

出处 《中医外治杂志》1995，4（5）：20

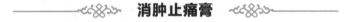
消肿止痛膏

主治 踝关节扭伤。

药物组成 乳香、没药、血竭、骨碎补、鸡血藤、土鳖虫、酒大黄、五倍子、泽兰、五加皮等。

制法 上药研末调制油膏，呈固态，黑色，常温下不液化。

用法 贴敷于损伤患处及所波及的周围软组织，以一般医用绷带缠缚固定，松紧适度，以末梢血运良好为准则。每于48小时内打开绷带，擦去陈药，再敷新药。

出处 《中医外治杂志》1996，5（2）：20

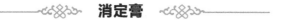
消定膏

药物组成 无名异、儿茶、紫荆皮、丹参、炒大黄、蒲公英、木炭（朽木炭更好）各等份。

制法 上药共研极细末，以生蜂蜜3份、药粉1份调成软膏，装搪瓷缸或坛罐备用。

用法 视患者伤部范围大小，取适量药膏均匀地摊涂于2～3层麻纸上，敷于患处，外加一层塑料薄膜，然后用绷带包扎，胶布粘好，每3日换药1次。若合并局部皮肤轻度擦伤、裂伤者，可先清创及缝合，伤口外盖一块消毒敷料，然后再敷药；若合并裂纹骨折，可加薄纸板用绷带包扎。

出处 《中医外治杂志》1997，6（4）：10

消肿止痛膏

药物组成 大黄、黄柏各30克，乳香、没药、木香、延胡索各15克，川乌、草乌各30克，生南星、细辛各12克。

制法 上药研成细末。

用法 用鸡蛋清将上药细末调成糊状敷于患处，绷带包扎固定于关节功能位置，用量大小视损伤范围及部位而定，24小时更换1次，3次为1疗程。

出处 《中医外治杂志》1997，6（4）：35

舒筋活血膏

主治 凡因损伤致局部肿痛发热均可应用。

药物组成 紫荆皮90克，赤芍60克，白芷45克，芙蓉叶60克，大黄90克，玄明粉180克，土鳖45克，栀子60克，冰片10克，液体石蜡1000mL，凡士林800～1000克。

制法 先将紫荆皮、栀子酒炒微焦，与赤芍、芙蓉叶、大黄、白芷、土鳖共干燥，粉碎过100目细筛；玄明粉亦研细过100目筛与上药混匀，再加适量液体石蜡调成糊状后，将融化的凡士林加入糊状药粉中，调成均匀细腻之软膏，另将冰片研极细，加少量液体石蜡，待完全溶解后，加入上软膏，充分拌匀贮于密闭瓷器中备用。

用法 用时将膏摊于一纱布上，厚薄适宜地外贴患处，绷带包扎即可。如局部有皮肤破溃，用时先将皮肤破损处按常规消毒处理，无菌纱条换药，并用无菌敷料覆盖，再贴膏于患处及周围肿胀部，注意不要将膏直接与创面接触。

出处 《中医外治杂志》1998，7（2）：21

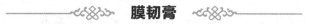

膜韧膏

药物组成 白凤仙花、生栀子、北细辛、杜红花、羌活、独活、当归、制乳香、制没药、苏木、樟脑各10克，生甘草、山柰、公丁香、生石膏各5克，赤小豆15克，血竭2.5克。

制法 上药加工成粉拌匀，倒入容器内，加入饴糖、米醋，大约3：1，拌匀成糊状，发酵1日即可临床应用。

用法 使用时将膏药刮于牛皮纸上，药膏面上贴桑皮纸，使药性渗透，贴于患者损伤部位，外用纱布或绷带包扎，每3日更换1次药膏，剩余药膏下次再用，一般5次为1疗程。

出处 《中医外治杂志》1998，7（5）：31

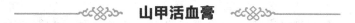

山甲活血膏

药物组成 穿山甲40克，大黄120克，黄芩、赤芍、丹参、伸筋草、乳香、没药、续断、骨碎补、透骨草各90克，当归、川芎、土元、白芷、红花、木瓜、牛膝、三七、陈皮、枳壳、香附、栀子各60克，蒲公英120克，连翘120克，细辛20克，三棱、莪术各40克。

制法 取麻油10千克，倒入大铁锅内，置火上加热至油滚沸，将上药放入热油中炸微枯，细绢滤清，去渣；再将油复入锅内，熬至滴水成珠，后加入铅丹（每500克油加铅丹220克），搅匀成膏去火，冷置7日后备用。另备穿山甲40克，儿茶90克，血竭90克，研极细，每3克为1包，备用。

用法 用时根据损伤范围大小，取该药膏适量，摊于白布上厚约0.2～0.3cm，摊药范围超过伤处2cm，将备用之穿山甲等药粉撒于药膏上，贴于患处，每5日更换药膏1次。若合并关节脱位及骨折应先整复，再贴敷药膏。个别患者在贴药过程中，如若出现皮肤瘙痒、丘疹，给予氟轻松软膏外涂或停药。

出处 《中医外治杂志》1999，8（1）：43

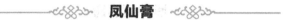

消肿镇痛膏

药物组成 儿茶、大黄、陈皮、乌药、黄柏各10克，红花15克，当归25克，赤芍15克，刘寄奴25克，栀子25克，木香、桃仁各20克，生地黄10克，泽兰15克，血竭9克，土鳖12克，细辛6克。

制法 上药粉碎，过120目筛后，加入液化的凡士林中制成糊状，放于电炉上烊化5分钟。

用法 用时视损伤面积大小把药膏摊于胶纸上，厚约3～5mm，敷于患处，绷带包扎固定，每3日换药1次，3次为1疗程。同时损伤部位用TPD灯局部照射，每次30分钟，每日2次。

出处 《中医外治杂志》1999，8（4）：29

凤仙膏

药物组成 凤仙草、四物散（白芷、血竭、乳香、没药各等份研细末）。

制法 将新鲜凤仙草全草洗净、切碎、捣烂，取汁约1000mL，加入葱汁约50mL，放入锅中用文火煮沸，收膏约400mL为基质，再加入四物散调成糊状，装入瓷罐中备用。

用法 使用时根据损伤部位和损伤面积大小，均匀地涂在敷料上，敷盖于损伤部位，然后用胶布或绷带固定2～3日，局部溃破处勿用此药。

出处 《中医外治杂志》2000，9（2）：30-31

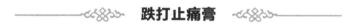

跌打止痛膏

药物组成 川红花、冰片、侧柏叶、田七、薄荷、泽兰叶各50克，乳香、没药各10克，大黄、蒲公英、两面针、赤小豆各100克。

制法 上药为粉末，调配成膏状备用。

用法 将适量药膏涂抹于蜡纸上，然后敷于患处，每日1贴。

出处 《中医外治杂志》2000，9（3）：10

接骨消肿膏

药物组成 姜黄50克，羌活50克，栀子60克，干姜30克，制乳香、制没药各30克，大黄50克，黄柏40克，红花20克，茴香30克，丁香30克，樟脑50克。

制法 樟脑另包，其他药物共研细末，过80目筛后，再加入樟脑混合调匀，以凡士林为载体，加温调好备用。

用法 患处用生理盐水擦洗干净后，将膏敷于敷料上每1~2日换药1次，7日为1疗程，如有骨折及脱位，整复后再敷药。

出处 《中医外治杂志》2001，10（1）：19

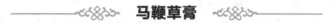

马鞭草膏

药物组成 鲜马鞭草100克，鲜桃树叶50克，香白芷粉15克。

制法 取鲜马鞭草、鲜桃树叶捣烂，加香白芷粉并入米酒适量，调为糊状。

用法 先用冷盐水擦洗患部，干后均匀涂马鞭草膏，并外敷塑料薄膜，再用纱布绷带简单包扎。每日早晚各换药1次。

出处 《中医外治杂志》2001，10（2）：37

消肿镇痛膏

药物组成 血竭、红花、焦栀子、大黄、黄连、乳香、没药各10克，生川乌、生草乌各5克，冰片10克。

制法 上药粉碎，过120目筛贮瓶备用。

用法 先洗净患处，然后根据患处范围大小，取适量药粉，加入液化的白凡士林中调成糊状（或酒、水各半），放入电炉上烊化5分钟左右，敷于患处，绷带包扎固定，每日换药1次。

出处 《中医外治杂志》2001，10（2）：48

千年黑龙膏

药物组成 ①生草乌、生南星、生半夏、细辛各10克，蟾酥、花椒各5克；②乳香、没药、红花各10克，大黄15克，黄连10克，土元15克，马钱子、木瓜各5克，杜仲15克，刘寄奴15克，黑狗胫骨50克，白芷20克。

制法 取①方药共研末，浸泡于100mL 70%酒精内2日（为1号液）；取②方中药研末过120目筛，取1号液，加入药物并加适量白凡士林、2.5%氮酮10mL。

用法 用时放于电炉上烊化5分钟左右，敷于患处，绷带包扎固定，每2日换药1次。

出处 《中医外治杂志》2001，10（5）：30

散瘀软伤膏

药物组成 丹参、赤芍、三七、桃仁、当归尾、红花、泽兰、细辛、黄柏、地龙、黄芩、栀子、甘草各0.5千克，大黄1.5千克，乳香、没药、血竭、儿茶、樟脑、冰片各0.3千克。

制法 先将前十四味中药粉碎过120目筛，取5千克药粉与乳香、没药（去油）、血竭、儿茶、樟脑、冰片按上述比例研成细末，全药混匀后再以凡士林调煮成膏，装入容器中备用。

用法 用时可视肿胀面积大小，将药膏摊于布上，厚约2～3mm，贴于患处，外用绷带包扎固定。每3日换药1次，15日为1个疗程。

出处 《中医外治杂志》2002，11（1）：10-11

❦❦ 自制消肿止痛膏 ❦❦

药物组成 生大黄100克，生栀子50克，香附50克，制乳香、制没药各100克，蒲公英30克，天花粉50克，红花100克，地鳖虫80克，生甘草20克。

制法 上药研末，过100目筛后封藏备用。

用法 以凡士林作为基质，每张用量15克与中药末6克混合搅拌均匀摊涂在直径10cm大小的牛皮纸上，贴敷于筋伤处，根据疼痛范围大小，一次贴1～2张，并在其表面用绷带固定。每日更换1次，连贴5次。

出处 《中医外治杂志》2002，11（3）：14-15

❦❦ 消肿止痛膏 ❦❦

主治 急性闭合性软组织损伤。

药物组成 生大黄2份，黄柏1份，黄芩1份，泽兰1份。

制法 上药共研细末，加医用凡士林调煮后，加入等量的止痛消炎膏调配而成，摊于油纸上备用。

用法 外敷患处，范围大者可加贴药膏，每日更换1次。换药前患处用酒精棉球清洁，10日为1疗程。

出处 《中医外治杂志》2002，11（4）：6-7

❦❦ 血余膏 ❦❦

主治 踝关节新扭伤但韧带不撕裂者。

药物组成 血余（以男青年者为佳）5～6克，甘薯粉40克左右，醋适量。

制法 先将血余剪碎，甘薯粉研成细末，将二者放入锅中炒，炒至甘薯粉将变黄，血余熔成一团时，加入适量醋（一定要适量，少了制出的膏太硬，疗效差，多了稀不成膏，难以贴上），迅速拌匀成膏，将膏摊放在牛皮纸（或其他类似纸均可）上，即成血余膏。

用法 等膏的温度下降到皮肤能耐受又不起泡时，将膏贴到扭伤处，用绷带或布条包扎。每日早晚各换药1次。

出处 《中医外治杂志》2002，11（6）：33

⌘ 消肿止痛膏 ⌘

药物组成 山慈菇30克，乳香20克，没药20克，红花15克，细辛5克，丹参20克，白芷15克，冰片5克。

制法 上药烘干研末，过100目筛后高压消毒，混匀封存备用。按3∶7的比例分别取药粉和凡士林，先将凡士林加热熔化后，再将药粉加入搅拌均匀。待其自然冷却硬化后即完成。

用法 每次取调好的油膏10～15克。摊涂在$10cm^2$大小的纱布上，贴敷患处，外用绷带固定，每日换药1次，5日为1疗程，观察2个疗程。

出处 《中医外治杂志》2003，12（5）：8-9

⌘ 活血止痛膏 ⌘

药物组成 无名异、紫荆皮、大黄、栀子、丹参、土元各200克，冰片60克，红花100克，延胡索120克，当归、白芷、生川乌、生草乌、生南星、泽泻各100克，川芎10克。

制法 将药物粉碎，过100目筛，储瓷瓶备用。

用法 用时视伤处大小，取药粉15～50克，加入氮酮3%，食醋适量，以凡士林为载体，外敷患处，四肢可用绷带包扎，腰、胸部用肋骨固定带固定，每2日换药1次。

出处 《中医外治杂志》2003，12（5）：49

⌘ 软伤膏 ⌘

药物组成 红花、生大黄、山慈菇、天花粉、白芷、赤芍、栀子、姜黄、白及各500克，血竭、乳香、没药、樟脑、肉桂各100克。

制法 将上述中药烘干，研成极细末（樟脑除外），过80目筛。取凡士林500克、蜂蜜500克，加热至60℃，搅拌熔化后，待温度降至30～40℃左右加入药粉600克，逐渐搅拌混合至冷却，装入瓷盅内密封储存备用。

用法 根据软组织损伤的面积，取适当药膏均匀摊在消毒敷料上，盖贴伤处，用胶布固定或绷带固定，每日换药1次，3次为1疗程。若损伤处皮肤擦伤，常规消毒后用纱条覆盖，再盖贴软伤膏，以防感染。敷药期间不需内服任何药物。

出处 《中医外治杂志》2003，12（6）：40

消肿止痛膏

药物组成 生蒲黄、骨碎补、川乌各30克，紫荆皮、乳香、没药、黄柏各20克。

制法 上药研末，用凡士林调成膏状备用。

用法 取适量膏剂，平摊于布上，敷于患处，包扎，每3日换药1次。

出处 《中医外治杂志》2004，13（3）：53

木鳖子软膏

药物组成 木鳖子。

制法 先把木鳖子去壳，再用麻油炸黄，把油挤出，然后用米醋调成软膏备用。

用法 把药膏摊于纱布上，外敷患者损伤部位，每2日换药1次。

出处 《中医外治杂志》2005，14（1）：56

三百棒膏

主治 单纯性四肢软组织挫伤。

药物组成 三百棒、滕三七、土三七、血当归、紫花乌豆、百步还阳各等份。

制法 上药捣烂如泥呈糊状。

用法 用时摊涂于纱布上厚约0.1cm，包敷患部加压包扎，抬高患肢，每5日换药1次，7日为1疗程，一般2～4个疗程。

出处 《中医外治杂志》2005，14（2）：38

消痛膏

药物组成 川乌20克，草乌20克，乳香15克，没药15克，威灵仙20克，冰片2克，冬川芎15克，透骨草30克等。

制法 上药研为细末加适量陈醋、蜂蜜调成软膏。

用法 根据患处大小贴于痛点明显处，每3日换药1次。轻者用药1～3次，重者5～6次。

出处 《中医外治杂志》2006，15（3）：13

神农散瘀膏

药物组成 选择神农架武当山地区道地中药材。大黄10份，黄柏5份，姜黄5份，白芷5份，制南星1份，陈皮1份，苍术1份，厚朴1份，甘草1份，天花粉10份，祖师麻1份，延胡索1份，广三七粉1份，市售合格蜂蜜若干。

制法 上药按以上比例取药，烘干，粉碎过筛（120目标准）备用。按药粉：蜂蜜为4：6比例取相应剂量蜂蜜，在专用容器内加热煮沸后将上述备用药粉均匀加入，搅匀，继续文火煎煮约5～10分钟，冷却按50克袋封装备用，常温保存。

用法 外用涂抹患处，厚度约1～2mm，范围超过肿痛区边缘1cm，用药总量50克，最大剂量可用至150克，外用脱脂棉及绷带适当固定包扎。每2日1次，连续用药1～2周。

出处 《中医外治杂志》2006，15（5）：6-7

第六节 肋软骨炎

肋软骨炎是指胸肋软骨与肋骨交界处非炎症性的肿胀疼痛。其病因不明，一般认为与劳损或外伤有关，好发于上臂长期持重的劳动者。好发于20～30岁女性，男与女之比为1：9。发病有急有缓，急性者可骤然发病，感胸部刺痛、跳痛或酸痛；隐袭者则发病缓慢，在不知不觉中使肋骨与肋软骨交界处呈弓状、肿胀、钝痛，有时放射至肩背部、腋部、颈胸部，有时胸闷憋气，休息或侧卧时疼痛缓解，深呼吸、咳嗽、平卧、挺胸与疲劳后则疼痛加重。X射线摄片未见明显异常，临床一般无明显分类。中医认为肋软骨炎以气滞血瘀、瘀血化热为主，治疗则以行气活血止痛、清热凉血和营为主。

镇江膏药

用法 采用中号镇江膏药在酒精灯上烘软后放入3～4枚云南白药胶囊粉末，均匀地调和于膏药中，在温度适宜的情况下，贴敷于有明显的压痛点上，24小时后重新更换1次，一般用药2～3次。

出处 《福建中医药》2007，38（3）：58

加味复元活血膏

药物组成 柴胡30克，瓜蒌20克，当归20克，红花10克，甘草10克，炮山甲10克，酒浸大黄50克，酒浸桃仁20克，鸡血藤30克，骨碎补30克，五加皮20克。

制法 上药共为细末，以酒、蜂蜜调和成膏状。

用法 用时涂敷患处，敷料包扎，每2日换药1次，每日用红外线照射2次，每次30分钟。

出处 《中医外治杂志》1994，3（2）：25

第七节 足跟痛

足跟部疼痛是一种症状，有很多原因可以引起。主要以跟部疼痛为主，时而可牵扯小腿后侧疼痛，早晨起床时不敢直接用力及行走，久坐后起身时疼痛加重，经活动几步后症状减轻。足跟痛症多在一侧发病，也可两侧同时发病，疼痛轻重不一。局部不红不肿，在跟骨内侧结节处，相当于跟部前方偏内侧有一局限性压痛点。中医认为，足跟痛是由于足跟部长期反复摩擦、急性弹跳或长途跋涉损伤、风湿之邪外侵、久病卧床或年老体弱肝肾不足等所致，宜活血化瘀、祛风利湿为主，兼以补肝益肾。

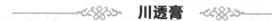

川透膏

药物组成 川芎、透骨草各150克，制乳香、制没药各200克。

制法 上药共研末。

用法 根据患处部位大小取药量，用酒或山西陈醋调成稠糊状，摊在布上，敷患处纱布包扎，间隔5～7日换药，2～7次即可。

出处 《中医外治杂志》1995，4（4）：40

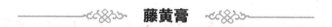

藤黄膏

药物组成 藤黄100克，丁香20克，当归100克，血竭10克，冰片30克。

制法 上药粉研碎后麻油调成膏状待用。

用法 以跟后痛为主症就诊者，让患者俯卧于床上，屈膝90度，医者一手握住患足作背屈固定，用另一手小鱼际处揉跟腱周围滑囊7～8次，把待用的藤黄膏适量用胶布固定在跟腱周围，每3～4日更换1次；以跟下痛为主者的，采用牛角按压足跟部6～7次，再用牛角击打足跟部5～6次后用藤黄膏外敷即可。

出处 《中医外治杂志》1999，8（5）：47

第八节 烧伤、烫伤

医学上把烧伤或烫伤的深度分为3度。Ⅰ度。皮肤出现红斑，有痛感，没有水疱。浅Ⅱ度，皮肤出现水疱，有刺痛感；深Ⅱ度，皮肤痛感迟钝，有水疱或无水疱，水疱下创面苍白间有红色斑点。Ⅲ度，皮肤痛感消失，无水疱，干燥，呈蜡白或焦黄色。烧伤或烫伤的深度是由致伤物的温度和作用时间决定的。

蟾榆烫伤膏

药物组成 地榆、虎杖、刘寄奴各100克，石膏、黄连、大黄、炉甘石各50克，紫河车30克，红升丹、冰片各20克，鲜蟾皮20张，凡士林50克，麻油600mL。

制法 先把鲜蟾皮、地榆、虎杖、刘寄奴加凉水650mL，浸泡4小时后放锅内，煎开40分钟后滤去药渣，倒入麻油，再放入先准备好的炉甘石、石膏、黄连、大黄、紫河车细粉搅均匀，文火熬去水分，待凉后放密封干净的广口瓶中，再放入冰片、红升丹和凡士林搅拌均匀备用。

用法 对已污染的创面用0.1%苯扎溴铵冲洗，水疱大者将水抽净，保留痂皮。将油膏均匀涂于创面约0.1cm厚，用无菌纱布2～4层包扎，轻者每日换药1次，重者昼夜换药2次。视病情适当给补液抗炎辅助治疗，严防其他并发症的发生。

出处 《中医外治杂志》1995，4（4）：16

烧伤止痛膏

主治 早期烧烫伤。

药物组成 当归120克，冰片80克，地榆180克，大黄150克，虎杖110克。

制法 上药研末，加入麻油和适量蜂蜡加热，充分混合即成，备用。

用法 烧伤创面先用生理盐水清洗干净，再用0.1%苯扎溴铵清洗，并清除污物及坏死表皮。然后将烧伤止痛膏敷于创面，厚约2mm，用无菌纱布包扎，每日换药1次；严重者每日换药2次。同时给予抗炎、补液、营养支持。

出处 《中国中医急症》2006，15（5）：532

复方侧柏炭油膏

药物组成 侧柏叶、桃竹笋芒壳（外壳）。

制法 上药按2：1配方烧炭存性为末，过120目筛，瓶装备用。

用法 临用时用芝麻油调成油膏状。烧伤面积达5%以上者服芝麻油150～200mL，以防毒火攻心。创面用双氧水及生理盐水清创，用消毒棉签涂药膏，每日3～4次，以保持创面湿润为度，暴露创面；有水疱者用消毒针刺破；如创面干燥，药痂应去除。适当配合应用抗生素、激素及支持疗法，一般使用5～7日，不留疤痕，禁止抓痒。

出处 《中医外治杂志》1996，5（2）：30

紫草槐蜡膏

药物组成 紫草（研末过40目筛）100克，鲜槐枝（切段）300克，罂粟壳30克，蜂蜡100克，香油1000克。

制法 先将香油用文火熬至八成开，入鲜槐枝炸至金黄色，再放罂粟壳炸至红黑色，捞出药渣，然后加入蜂蜡充分熔化后离火，冷却至70℃左右，加紫草搅匀，完全冷却后装入清洁无菌的玻璃瓶内备用。

用法 完全暴露烧烫伤部位，以生理盐水及0.1%苯扎溴铵溶液清洗消毒，然后将水疱壁清除，裸露创面，将制备好的药膏均匀涂敷在创面上，采用暴露疗法，对不易暴露部位，涂药后先敷盖一层消毒过的塑料薄膜，再用纱布包扎。最初3日每日换药1次，以后隔日换药1次，直至创面愈合；烧烫伤面积较大或Ⅱ度以上患者根据病情配合应用抗生素防治感染，补充晶、胶体液等常规处理。

出处 《中医外治杂志》1998，7（3）：38

烫伤膏

主治 Ⅰ度、浅Ⅱ度和部分深Ⅱ度小面积烧烫伤病人。

药物组成 黄柏、地榆、老枣树皮、冰片。

制法 将前三味药于瓦上焙焦黄，共研细末，高压灭菌，加入冰片调均匀后，装瓶备用，用时与市售麻油调成糊状即成。

用法 急救处理：首先用3%双氧水冲洗创面，再用加入庆大霉素的生理盐水反复冲洗；若有坏死组织，需清除后再冲洗。将烫伤膏均匀涂于创面，厚度0.3cm左右，每日1～2次。并需注射破伤风抗毒素，以预防破伤风，部分严重病人需要应用抗生素。

出处 《中医外治杂志》1999，8（5）：48

紫草膏

主治 烧烫伤及疮、痈、疖、痔疮等各种中医外科疾病。

药物组成 紫草50克，马齿苋20克，千里光30克，大黄50克，冰片5克，枯矾10克。

制法 取枯矾、冰片合并研粉，过100目筛得粉末备用。取马齿苋、千里光鲜草，洗净、晒干，与紫草、大黄合并研粉，过100目筛得粉末备用。将上述两种粉末混合均匀，得紫草散。取凡士林7份，紫草散3份合并，充分搅拌制成软膏，分装贮瓶即可。

用法 用生理盐水和0.2%氯己定或0.1%苯扎溴铵清洗创面，清除创面污物，有水疱者用无菌注射针头穿破水疱，保留疱皮，每日用紫草膏换药1次，初期药膏涂厚些，厚度约0.15mm，后期药膏逐渐减薄，促进肉芽生长直到疮面愈合，如遇有痂皮破烂时用干棉球擦干，每日换药1次即可。

出处 《中医外治杂志》2000，9（1）：50-51

乳没冰蜜膏

主治 Ⅰ、Ⅱ度烧烫伤。

药物组成 乳香、没药各20克，冰片1克，生蜂蜜150mL。

制法 将乳香、没药、冰片研成细末，加入蜂蜜中，调成糊状即可。

用法 对烧烫伤有水疱者将水疱刺一小孔排完水，孔不宜大，以防感染，而后将受伤部位涂此膏即可，每日1次。

出处 《中医外治杂志》2001，10（5）：49

加味神应当归膏

药物组成 当归、血竭、儿茶、黄柏、大黄、白芷各100克。

制法 上药研成极细粉末，麻油1200克，松香100克，共放铁锅内煎熬，油沸后煎10分钟，再放冰片50克，熔化后离火放冷，即成软膏装瓶备用。

用法 先用生理盐水冲洗创面，有感染或污染者要严格清创。然后将软膏涂平在纱布上，盖敷在创面上，用绷带包扎固定，每日换药1次。若有严重感染，适当应用抗生素配合治疗。

出处 《中医外治杂志》2002，11（1）：50

琦美万慈灵软膏

药物组成 当归15克，黄芩、黄柏、黄连、大黄、寒水石、牡丹皮、赤芍、合欢

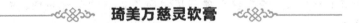

皮、虎杖、乳香、没药各10克，生地黄、丹参各30克，冰片、蜂蜡适量组成。

制法　除乳香、没药、冰片、蜂蜡外，余药精选准确称量后与麻油同煎，煎出存性，过滤去渣，加入净蜂蜡化开，冷却成膏。乳香、没药用醇提法提取有效成分，流浸膏60℃烘干，研细粉，后将此细粉及冰片加入前膏中搅拌均匀即可。

用法　创面处理：新入院病情稳定者用生理盐水或0.1%苯扎溴铵冲洗创面，清除创面污染物，剪掉多余腐皮及已经脱落的创面表皮。重度和特重度病人已出现休克体征者，入院后应立即补液复苏，创面作简单处理后外涂药膏，待病情稳定后再作创面处理。感染创面清创后可用抗生素湿敷，创面水疱可低位剪破放液，但须保留疱皮1周，深度创面可用剪刀或手术刀除去已分离的坏死组织或将坏死组织逐层去掉，干性坏死或坏死组织较厚时可用手术刀做"井"字形切开，以不出血为度，以利药膏渗入。

创面治疗一般采用3种方法。①大面积、不易包扎、早期污染重、已感染或清创不彻底的创面采用湿润暴露疗法。将药膏用压舌板轻涂于创面上，厚约1mm，4～6小时左右换药1次，以创面药膏不干为度，换药前须将创面用干净棉签或纱布蘸净，以除去残存药物和创面分泌物、液化产物；②对躯干及四肢创面，受压和不易暴露部位可采用半暴露疗法，根据创面大小、形状制成相应的油纱，敷贴于创面上，4～6小时换药1次；③对不合作的小儿烧伤、小面积烧伤、手足部创面、四肢环形创面、寒冷季节的烧伤创面可采用湿润包扎疗法。清创同暴露疗法，但涂药要适当厚些，以2～3mm为宜，12～24小时换药1次。

出处　《中医外治杂志》2004，13（5）：12-13

 自制二黄寒榆膏

药物组成　生黄连、生大黄、寒水石、生地榆、白及各等份，麻油适量。

制法　上药洗净晒干研细末备用。

用法　按外科常规处理创面后，取适量药末加麻油调成糊状，敷于创面，每日或隔日用药1次，表浅小面积Ⅰ度烧烫伤不需用其他药物，如面积较大或Ⅱ度烧烫伤，可适当配合抗生素或其他止痛药。

出处　《中医外治杂志》2005，14（1）：42-43

 青黛石膏

药物组成　青黛60克，煅石膏40克，冰片1克，庆大霉素（24～40）万单位，利多卡因200～400毫克。

制法　上药调成糊状备用。

用法　对于急性患者均采用0.9%氯化钠溶液清洗局部，清理污染的皮肤；对于大疱以放液减张，无菌纱布吸除表皮水分，直接外涂青黛石膏糊剂，用无菌纱布外敷包扎，每日换药1次。根据病情配合消炎药口服或静注。

出处 《中医外治杂志》2005，14（2）：51

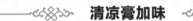

清凉膏加味

药物组成 生石灰，虎杖、黄连各50克，薄荷脑5克。

制法 先将生石灰加水浸泡1周后取上层清水，然后将虎杖、黄连、薄荷脑，共研极细末，灭菌后加入麻油500mL中浸泡1个月后与等量石灰清水混合备用。

用法 治疗前先用0.9%氯化钠清洗患处，然后用棉签蘸药涂伤处，每小时1次。严重患者按西医常规作抗感染处理。

出处 《中医外治杂志》2006，15（3）：37

第七章　五官科常见病

第一节　牙周病

　　牙周病是人类最普遍的疾病之一。菌斑、炎症被认为是牙周病的病因。牙周病是一个多因素的疾病，没有一个单一的因素能引起牙周组织破坏，以至牙齿脱落。细菌入侵和宿主防卫机能之间维持一种平衡状态，牙周就处于健康状态。体内、体外因素均可影响此平衡动态。外源性因素（局部性促进因子），如口腔卫生不良、牙石、食物嵌塞、创伤性牙合、医源性因素、接触点不良、吸烟等，内源性因素（全身促进因子），如内分泌功能不良、代谢紊乱、免疫缺陷、慢性消耗性疾病、营养不良、遗传因素等，均能使宿主抵抗力减弱，导致牙周组织对细菌损害易感，从而容易发生牙周病。

牙周清凝膏

药物组成　黄柏4克，细辛3克，蟾酥0.01克，硼砂0.5克，儿茶2克，冰片0.5克。

制法　上药研细粉加入凝膏20克中调匀备用。

用法　患者先经过牙周清理，首先取出上下颌牙模型，翻出石膏模型后略作修整，在需要上药的患牙部位加厚，然后用成型机按修整后模型制成透明托盘，将调制好的牙周清凝膏挤出置于托盘中，按上下颌戴入患者口中（用法与四环素牙漂白相同）。每日2次，每次1小时，10～14日为1疗程。疗程结束后1个月复查，半年后复查牙周指数改善情况。

出处《中医外治杂志》1998，7（1）：6-7

第二节　耳　鸣

耳鸣是指人们在没有任何外界刺激条件下所产生的异常声音感觉。如感觉耳内有蝉鸣声、嗡嗡声、嘶嘶声等单调或混杂的响声，实际上周围环境中并无相应的声音，耳鸣只是一种主观感觉。耳鸣的病因比较复杂，一般可分为两大类：①耳源性疾病（即与耳部疾病相关），往往伴有听力下降，如由耳毒性药物中毒、病毒感染、内耳供血不足等引起；②非耳源性疾病，这类病人除了有耳鸣外，常伴有相应疾病的其他症状，如心血管疾病、高血压病、糖尿病、脑外伤等。

加味磁朱膏

药物组成　磁石30克，朱砂2～3克，吴茱萸15～20克，食用醋适量。

制法　将前三味药共研细末，用食醋调为膏状摊于两块干净的白布上备用。

用法　将患者双足用温水洗净擦干，用双手掌交叉搓摩两足心，约搓5～10分钟，待两足心发热后迅速将备好的药膏敷于双足涌泉穴上，外用绷带或胶布固定。每晚治疗1次，每次敷药6～8小时,7日为1疗程。1疗程未愈者可继续治疗，如两疗程无好转可改用他法治疗。

出处《中医外治杂志》1998，7（2）：19

第三节　鼻窦炎

鼻窦炎是鼻窦黏膜的非特异性炎症，为一种鼻科常见多发病。本病一般分为急性和慢性两类，其原因很多，较复杂。急性鼻窦炎多由急性鼻炎导致；慢性鼻窦炎常因急性鼻窦炎未能彻底治愈或反复发作而形成。

───── ❦❧ **鼻炎膏** ❦❧ ─────

药物组成 白芥子、延胡索各30克，细辛、甘遂各15克，辛荑、白芷、苍耳子各10克。

制法 上药共研细末备用。

用法 临用时取药末18克，用陈醋适量调糊，摊于6张敷料或塑料纸上，贴于肺俞、膈俞、心俞穴（均为双穴），胶布固定。一般3小时去药，若贴后有热辣感可提前去药，若舒适微痒可适当延长贴药时间。每年伏天贴药3次，连贴3年为1疗程，治疗期间不配用任何药物。

出处 《中医外治杂志》1994，3（2）：23

第四节 口 疮

口疮是较为常见的口腔黏膜溃疡病，很容易复发，发病者以成年人为多。溃疡易发的部位，通常在嘴唇内侧、舌的边缘以及口底和颊部的黏膜。引起口疮的原因目前还没有确定，可能和以下情况有关：①消化不良；②在口腔里受到擦伤（如刷牙）、咬伤及有尖锐的牙尖和边缘的刺激；③内分泌的紊乱，如妇女在月经期常有复发的情形；④食物或药物过敏；⑤特殊的细菌因素等。本病相当于西医学的口腔溃疡。

───── ❦❧ **归原贴膏** ❦❧ ─────

药物组成 吴茱萸、细辛、肉桂比例为2∶1∶1.5，冰片、薄荷脑、樟脑，橡胶、松香等。

制法 取精制的吴茱萸、细辛、肉桂饮片按比例称重，以醇提法提取有效成分制成浸膏按每千克浸膏加入冰片、薄荷脑、樟脑各100克，水杨酸甲酯150克，调匀，再加入适量的橡胶、松香等基质制成涂料，最后进行涂膏，切段，盖衬加工成药物胶布，每片4cm×4cm，约含生药2克。

用法 每晚临睡前，患者洗净双脚，擦干，将药膏贴于双侧涌泉穴，每日换药1次。一般用药4～5日即见溃疡愈合，同时新发的溃疡点得到控制，继而痊愈。对于病程较长者可适当延长贴敷天数，以巩固疗效。

出处 《中医外治杂志》2004，13（1）：3

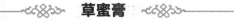

消溃膏

药物组成 白及、生地黄各50克，桃仁10克，适量冰片。

制法 用牛皮加适量水，文火炖5小时，再加上药煎20分钟，胶状时加冰片、儿茶粉搅匀备用。

用法 用纸质胶布5mm×5mm，粘上消溃膏如米粒大小，敷于口腔溃疡面处，每晚睡前贴1次，10次为1疗程。配合中药口服汤剂辨证治疗，湿热瘀毒型用黄芩、黄连、黄柏、牡丹皮、赤芍、木通、苍术；气血亏虚型用太子参、白术、茯苓、川芎、当归、熟地黄、黄芪；阴虚火旺型用熟地黄、山药、枣仁、茯苓、泽泻、麦冬、龟板、煅龙骨。以上药物煎汁口服，每日1剂，10剂为1疗程。

出处 《中医外治杂志》2004，13（1）：50-51

草蜜膏

药物组成 生甘草10克，蜂蜜100mL。

制法 先将生甘草放入沙锅内加水200mL，浸泡20分钟，再煎煮30分钟，滤去渣，浓缩至20mL，然后加入蜂蜜，煮沸去除浮沫，装入消毒容器内备用。

用法 先用生理盐水清洗溃疡面，再用棉签蘸药膏点涂，每日3～5次，同时治疗原发病，以免复发。

出处 《中医外治杂志》2005，14（4）：9

第五节 失 音

失音是指说话时声音嘶哑，甚则不能出声的一种证候。失音又称"喑"，"喉喑"，与中风舌强不语之"舌喑"完全不同。本证虽属喉咙、声道的局部疾患，实与肺肾有密切关系。

引起失音的原因，其属于肺实的，有风寒痰热之分；其属于阴虚的，有肺燥、肾虚之分。肺实之证，治以疏邪宣肺为主；阴虚之证，治以润肺养阴为主。现代医学的上呼吸道炎症和喉结核等病引起失音者，可按本证辨证施治。

——— ⸙⸙⸜ **清肺膏** ⸝⸙⸙ ———

药物组成　党参、陈皮、贝母、半夏、桔梗、茯苓、桑白皮、知母、枳壳、杏仁、款冬、麦冬、地骨皮、黄芩、生地黄各32克，炒黄连、木通、五味子、紫苏子、诃子肉、菖蒲、甘草、生姜各15克，枇杷叶、百合各128克等。

制法　麻油熬，铅丹收，阿胶25克搅。

用法　贴胸口。

出处　《理瀹骈文》注释本

——— ⸙⸙⸜ **纳气膏** ⸝⸙⸙ ———

药物组成　党参、川芎、当归、熟地黄、白芍、茯苓、菟丝子、五味子、杜仲、巴戟天、橘红、半夏曲各32克，牛膝、白术、破故纸、葫芦巴、益智仁、甘草各15克，菖蒲10克，姜、枣适量。

制法　麻油熬，铅丹收。

用法　贴脐下。

出处　《理瀹骈文》注释本